1+X 职业技术·职业资格培训教材

心理咨询师

Xinli Zixunshi

（二级）下册

编　者　赵小青　张海燕　王啸天　陈国鹏

统　稿　吴庆麟

主　审　傅安球

U0322688

中国劳动社会保障出版社

图书在版编目（CIP）数据

心理咨询师：二级. 下册/人力资源和社会保障部教材办公室等组织编写. —北京：中国劳动社会保障出版社，2016

1+X 职业技术·职业资格培训教材

ISBN 978-7-5167-2858-1

Ⅰ. ①心…　Ⅱ. ①人…　Ⅲ. ①心理咨询-咨询服务-职业培训-教材　Ⅳ. ①R395. 6

中国版本图书馆 CIP 数据核字（2016）第 311934 号

中国劳动社会保障出版社出版发行

（北京市惠新东街 1 号　邮政编码：100029）

*

北京市白帆印务有限公司印刷装订　　　新华书店经销

787 毫米×1092 毫米　16 开本　13 印张　243 千字
2016 年 12 月第 1 版　　　2023 年 9 月第 5 次印刷

定价：32. 00 元

营销中心电话：400-606-6496

出版社网址：http://www.class.com.cn

内 容 简 介

本教材由人力资源和社会保障部教材办公室、中国就业培训技术指导中心上海分中心、上海市职业技能鉴定中心依据上海 1+X 心理咨询师（二级）职业技能鉴定细目组织编写。教材从强化培养操作技能，掌握实用技术的角度出发，较好地体现了当前最新的实用知识与操作技术，对于提高从业人员基本素质，掌握二级心理咨询师的核心知识与技能有直接的帮助和指导作用。

本教材在编写中根据本职业的工作特点，以能力培养为根本出发点，采用模块化的编写方式。本教材分上、下两册，共六章，主要内容包括：人格心理学、异常心理学、心理咨询、团体心理咨询、危机和自杀干预、心理测验与常用量表。

下册内容共有三章，第四章团体心理咨询由上海大学赵小青编写，第五章危机和自杀干预的第一节由华东政法大学张海燕编写、第二节由华东政法大学王啸天编写，第六章心理测验与常用量表由华东师范大学陈国鹏编写。

本教材可作为心理咨询师（二级）职业技能培训与鉴定考核教材，也可供全国中、高等职业院校相关专业师生参考使用，以及本职业从业人员培训使用。

前　言

　　职业培训制度的积极推进，尤其是职业资格证书制度的推行，为广大劳动者系统地学习相关职业的知识和技能，提高就业能力、工作能力和职业转换能力提供了可能，同时也为企业选择适应生产需要的合格劳动者提供了依据。

　　随着我国科学技术的飞速发展和产业结构的不断调整，各种新兴职业应运而生，传统职业中也越来越多、越来越快地融进了各种新知识、新技术和新工艺。因此，加快培养合格的、适应现代化建设要求的高技能人才就显得尤为迫切。近年来，上海市在加快高技能人才建设方面进行了有益的探索，积累了丰富而宝贵的经验。为优化人力资源结构，加快高技能人才队伍建设，上海市人力资源和社会保障局在提升职业标准、完善技能鉴定方面做了积极的探索和尝试，推出了1+X培训与鉴定模式。1+X中的1代表国家职业标准，X是为适应经济发展的需要，对职业的部分知识和技能要求进行的扩充和更新。随着经济发展和技术进步，X将不断被赋予新的内涵，不断得到深化和提升。

　　上海市1+X培训与鉴定模式，得到了国家人力资源和社会保障部的支持和肯定。为配合1+X培训与鉴定的需要，人力资源和社会保障部教材办公室、中国就业培训技术指导中心上海分中心、上海市职业技能鉴定中心联合组织有关方面的专家、技术人员共同编写了职业技术·职业资格培训系列教材。

　　职业技术·职业资格培训教材严格按照1+X鉴定考核细目进行编写，教材内容充分反映了当前从事职业活动所需要的核心知识与技能，较好地体现了适用性、先进性与前瞻性。聘请编写1+X鉴定考核细目的专家，以及相关行业的专家参与教材的编审工作，保证了教材内容的科学性及与鉴定考核细目以及题库的紧密衔接。

　　职业技术·职业资格培训教材突出了适应职业技能培训的特色，使读者通过学习与培训，不仅有助于通过鉴定考核，而且能够有针对性地进行系统学习，真正掌握本职业的核心技术与操作技能，从而实现从懂得了什么到会做什么的飞跃。

职业技术·职业资格培训教材立足于国家职业标准，也可为全国其他省市开展新职业、新技术职业培训和鉴定考核，以及高技能人才培养提供借鉴或参考。

新教材的编写是一项探索性工作，由于时间紧迫，不足之处在所难免，欢迎各使用单位及个人对教材提出宝贵意见和建议，以便教材修订时补充更正。

人力资源和社会保障部教材办公室

中国就业培训技术指导中心上海分中心

上海市职业技能鉴定中心

目　录

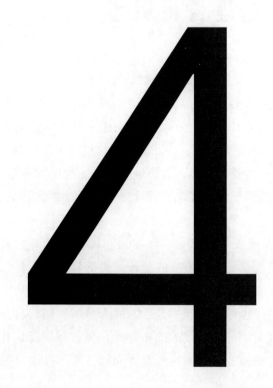

第四章

团体心理咨询

第一节　团体心理咨询概述

在世界各地，人们接受心理咨询与关注个人成长已成为当今社会的一种生活方式，且发展速度极快。1991年，美国盖洛普调查中心赞助了一项大型调查，这个调查进行了为期3年的深度访谈，发现了一个惊人的事实：当时18岁以上的美国人当中，有40%的成人会有规律地参加各种小团体活动，并在小团体内相互关心、相互支持。这相当于当时在美国存在300万个小团体，有7 500万人参加。大多数参加者每周最少参加一次团体聚会，并且最少持续3年以上。可见，以团体的方式组织人际互动，彼此分享聆听，彼此鼓励、彼此关爱是当今社会中必不可少的生活方式。

对于任何一位想要帮助与督导他人的专业工作者来说，学习运用团体心理咨询方式、拥有胜任团体心理咨询的个人素质和技能都是十分重要的。若我们把自己的工作仅局限在个别咨询的话，那不仅使我们在个案咨询中缺少系统理解症状的视角，也可能在帮助个案的过程中缺少系统运作的渠道，同时也可能限制了自己的助人范围，妨碍自身潜能的发挥。团体心理咨询是心理咨询领域里经济而有效的工作方式，目前在学校、社区、医院、监狱等领域已被广泛运用，具有团体心理咨询经验的咨询师已成为社会紧缺人才之一。

提到团体心理咨询，我们也会听到团体辅导、团体治疗等名称，这些都是借助团体运作产生的动力效果而实施助人的工作方式。三种名称其实也代表着三种不同的工作模式，它们在工作对象、工作目标、工作过程、工作层面以及工作方法上有所区别。我们先了解一下团体辅导与团体治疗的含义。

什么是团体辅导呢？团体辅导是运用团体动力学的原理，由受过专业训练的辅导人士同时对多位成员进行专业辅导，协助成员整合教育、职业、个人、社会的信息，以形成正确的认知观念与健康的行为方式，增进成员适应社会的能力，得到心灵上的成长，对个体心理健康具有预防性和发展性功能。

团体辅导涉及各类主题，比如：新生入校适应、人际关系与沟通、生涯规划、生命教育、学生朋辈支持、校园危机处理、家庭生活策略、自我探索等。因此，团体辅导的工作对象主要是无心理疾病的健康人群。有效的团体辅导能促进个体自我察觉、调适情绪、疏解心理压力、满足自尊需求、提升建立与维系人际关系的能力、处理困扰问题、转变态度等。

团体辅导能更有效地发挥教育的功能。因此，在团体辅导的方法上通常可采用多种形式。比如，辅导过程可以使用视频、录音资料、文摘、演讲等，也可以进行小组讨论。在参与人数上，一般以 20 人至 40 人为宜。若人数超过 40 人的团体，最好配备辅助人员协同带领，以保证辅导的成效。若在学校开展团体辅导，团体辅导带领者可由受过专业训练的教师担任。若在社区，团体辅导可由受过专业训练的社工人员担任。

运用团体辅导比较活跃的地区，不但在辅导环节与流程上有着精心的设计，在辅导场地、辅导工具、辅导人员配备等方面都相当讲究，且实施过程严谨，计划安排细致，精心追求成效。目前，相对于内地来说，台湾地区与香港特别行政区的团体辅导经验处于领先地位，他们丰富的实践经验值得我们学习与借鉴。

什么是团体治疗呢？柯西尼（Corsini）在 1957 年定义了团体治疗的概念，指出团体治疗是在一个较正式组成的且受保护的团体中进行，其团体进行的方式是特别设计的，并且是在控制下进行的，目的是协助个人进行人格及行为上的改变。团体治疗与团体辅导最大的差别是其实施对象的不同。团体治疗适用于心理异常、情绪有严重障碍的患者。团体治疗的工作层面也有别于团体辅导，其治疗过程需要深入觉察团体成员的内心冲突、触及潜意识，透过分析、重建、支持来进行人格矫治。因为工作机制不同，团体治疗人数仅限于 6~10 人。团体治疗带领者必须是接受过心理治疗训练的医护人员或专业人员。

欧文·亚隆指出，每当新的临床症候群出现、新的治疗场所或是新的理论取向问世（或者消退），团体治疗也会产生变化。各式各样的团体治疗包括：饮食疾患团体、癌症病人支持团体、性受虐者团体、艾滋病患者团体、慢性精神分裂症病人团体、酒瘾者的成年子女团体、性受虐儿童的父母亲团体、离婚者团体、受困扰的家庭团体和夫妻团体、糖尿病失明患者团体、因恐慌和强迫症状而丧失能力的病人团体、心肌梗死病人团体等。这些团体治疗的技术类型也相当地不同，比如：完形团体、短期治疗团体、表达性团体、认知行为团体、心理分析团体、心理剧等。

目前，以内地团体辅导实践情况来看，我们大致能得出一个初步的印象，即，团体辅导与团体治疗是完全不同的两种工作机制，而团体辅导与团体心理咨询的界限则不是严格区分的。如果团体辅导在增进正确知识、资讯的基础上能进一步促进成员在想法、情绪、态度、行为方面的改变，团体就具有了团体心理咨询的功能。可以说，称呼一个团体的功能是具有团体辅导特征还是团体心理咨询特征，关键是看这个团体是否重视团体动力的运用，比如，重视成员的情绪是否被扰动了，以及被扰动的程度如何。以目前各地举办的大型个人成长工作坊情况来看，定义是团体辅导还是团体心理咨询更是一个开放的、有弹性的议题，无须刻板划定。

学习单元 1　团体心理咨询的定义与特征

一、团体心理咨询的定义

团体心理咨询是借助团体动力以及人际交互作用，促进成员在更深的层面上做自我探索、自我觉察、自我接纳的历程。在团体营造了彼此尊重、感到安全、被接纳的氛围里，成员逐步放松自己、放下防卫，从而能面对个人发展过程中所面临的各种问题，满足各种需要。在团体心理咨询过程中，通过成员的自我表达，成员间的互动与回馈，彼此的经验分享与支持鼓励，能带给个体新的自我觉察，促使个体在观念上、态度上、行为方式上有所改变，借此提升社会适应能力。因为团体心理咨询是致力于团体中每个成员在发展过程中所面临的问题和需要，而不是病理学上的心理障碍或失常，所以有别于团体心理治疗。因为团体心理咨询不仅是知性的传导，更着重于感觉、情绪的表达与处理，兼备预防、成长及少许治疗的功能，因此也有别于团体辅导。

团体辅导的各类主题也同样适用于团体心理咨询，只是团体历程的深度有所不同而已。团体心理咨询的工作对象是具有某些特定需求的人们。它更着重于个体感觉与情绪的表达，以及相关心理问题的处理，具有预防、成长的功能，也可具有治疗、干预、修复的功能。因此，带领者应是受过专业训练并获得相关资质考核与督导的咨询师。在世界各地心理健康服务发达地区，成为一名心理咨询师需要具备多项资质，比如，在专业课程进修的基础上，心理咨询学员需要有 3 000 小时在督导前提下的实习经历，而带领团体心理咨询则需要更多课程进修、实习与接受督导。

团体心理咨询人数可因团体目标不同而设置。具有预防与教育功能的团体心理咨询以30 人为宜。而聚焦于个体情绪层面的团体心理咨询以 10 人为宜，过多人数的团体不适合在个体内进行深入工作。

二、团体心理咨询的特征

团体心理咨询不同于其他团体活动。团体心理咨询通常具备以下特征：

1. 成员之间具有互动性

成员的互动可以说是该团体进行工作的目的之一。成员的互动包括语言和非语言信息的流动，学习心得、学习感受的交流，经验与信息的分享，彼此互为"人镜"，彼此互相影响。互动是达成团体目标的必要条件。互动可以促使成员更多地觉察自己、理解他人，并从中得到学习、情感支持、真实回馈，从而实现个人成长。

2. 团体具有组织性

体现团体的组织性有三个重要部分。其一是成员的角色。因为成员受不同生活背景的影响、具有鲜明的个性特征，在团体互动中自然会扮演各种角色。比如在互动中，有的成员是领导者，有的成员是攻击者、沉默者或追随者等。其二是团体运行的规范。只有制定并遵守团体规范，团体安全的氛围、成员的权益、团体的目标达成才有保障。比如，团体规范中常有保密要求，涉及成员的个人隐私信息不能在团体之外议论等。其三是成员间的关系状态。团体成员间的关系与人际吸引、沟通状态有关。发展稳定的成员间关系是团体有效工作的重要条件。

3. 成员对团体的认同感

成员认定自己是团体的一分子，同时认定别的成员也是其中的一分子。成员关注团体进展，认同团体目标，与团体共鸣，与其他成员相互依存，彼此尊重。

4. 团体拥有成员共同需要的目标

团体因某个目标而建立。此目标往往是优越于个人工作的。在共同目标下，成员承担责任、奉献团体、相互关注、共同创意，在有凝聚力和感染力的团体里获得个人的满足。

5. 团体在进程中发生改变

团体都有一个发展过程，处于不同阶段的团体都面临不同的挑战。一般来说，团体都要经历初期建立阶段、混乱与探索阶段、进入新的整合阶段，而处于每个不同阶段的团体都会因团体动力而产生连续不断的改变，经历成长的过程。

 学习单元2　团体心理咨询的类型与功能

一、团体心理咨询的类型

团体心理咨询的形式因人们不断地实践探索，已呈现多元化趋势。团体心理咨询的多种形式基于以下团体类型逐步发展、整合而成。

1. 训练团体

训练团体源于美国，被研究者称为"社会中的绿洲"。在美国社会文化的渐进压力下，训练团体鼓励不同的价值观，包括人际间彼此以诚相见，表达内在的困惑和觉察自我的脆弱。训练团体以更为开放的方式去看个人的人生追求，真实地表达自己内心深处的想法，缓解个人的孤独感，在群体里体验被接纳的亲密感，以提高自信。早在1946年，德裔美国心理学家勒温和他的同事就创立了训练型团体研究室，主要训练处理人际关系能力，为人们深入研究团体动力以及如何运用打下了基础。此类训练团体因发现了一个有效的教育方法——体验式学习而声名远扬，并在美国各地得到迅速发展。

当时参加训练团体的成员是社会中的健康人群，而且大部分还是成功人士。但随着训练团体的发展，团体带领者看见成员虽然有许多外在的成功，内在却存有焦虑、不安以及价值观冲突，他们因此更多地主张在人际技巧与领导技巧之下去探索更深层的训练课题，即认识自我、个人成长等，随之，训练团体的目标开始发生了改变。

2. 会心团体

会心团体的出现进一步拓展了团体工作的内涵和对人性的适应性。美国杰出的心理学家卡尔·罗杰斯在20世纪60年代推动了会心团体的发展进程。鉴于对人性需求的理解，他积极倡导团体在工作氛围中要有更大的包容性、安全性，能使成员放下不安的情绪与个人防卫，真诚地表达自己内在的感受，以便认识更真实的自己，逐步改变自己，学习与他人进行良性互动，从中体验新的人际关系，促进个人成长。

会心团体具有如下特征：①人数在8至20人，以便人与人之间可以面对面交流，可以互动；②团体成员的相聚是有时间限制的，通常是几个小时或几天之内；③团体强调成员之间平等交流，并能卸下社会面具、放下防卫；④团体重视人与人之间真诚、开放、高度的情感表达、自我表露。

会心团体的目标往往是不确定的，可以是提供一个经验，比如涉及喜悦、自我觉察等；但更多的目标聚焦在追求改变上，不论是在行为上、态度上、生活方式上或者是价值观与自我实现等方面，还可以聚焦在个人与他人、个人身心与环境之间的关系上等。会心团体还有一项重要的原则，参加者能得到充分的尊重，绝不会被贴上"病人"的标签。他们在团体中的体验是全面成长，而不是治疗。因此，会心团体工作的物理环境也常以舒适为基本条件。

欧文·亚隆指出，会心团体是一种统称，其中包含许多不同的团体形式：①人际关系团体；②人际敏感度团体；③个人成长团体；④人类潜能团体；⑤感官觉察团体；⑥马拉松团体等。

这些不同的团体都有着会心团体的相同特征，而在团体目标上有所不同。以个人成长团体为例，此类团体以促进个人全面成长为主要目的，通过成员间的交互作用，增进个人的人际敏感度，因此也称为敏感度训练团体。因为团体目标比较广泛，团体时间也被用来静思、听音乐等。成员们被鼓励说出内心最关心的事物，检视生命的价值，接触深层自我，探索久被埋藏部分。各种团体的进一步拓展始于 1964 年，以威尔于美国加州设立了个人成长实验室为开端。随后，他们的经验得以大范围地推广并逐步完善。

二、团体心理咨询的功能

团体心理咨询发展迅速，与其具备多项功能有关，举例如下：

1. 具有人力与时间效益

相对于一对一的心理咨询方式，团体心理咨询在同等时间内可以服务一个小团体，促进一群人的成长，比较适合满足当今社会生活压力下人们对个人成长的大量需求。

2. 具有获得正确回馈的功能

生活中的个体因思考角度、实践经验获取有局限性，也很少有机会从他人那里获得正确的回馈，易陷入迷茫、困惑、不能自省的状态中，妨碍个人的发展和逾越某些困难。因为团体成员的个人资源不同，团体互动中就会有丰富的信息资源流动。团体提供给成员表达自己的机会。成员就一些问题做出反应的同时，也接受别人的回馈，这些回馈包括语言的与非语言的。一些回馈有可能触碰到个体内心的脆弱部分，造成心理冲击，继而引发个体反思，使个体有机会核对正确信息，增进自我了解，减少认知偏差，增加启示，模仿学习，从而获得新的社会化经验。

3. 具有情感支持功能

个体在生活中遭遇各种困难时易产生害怕、无助、失望等情绪困扰，并且觉得自己所遭遇的痛苦是最深的、最倒霉的，将自己的问题扩大，从而陷入消极低沉的状态中。团体工作的方式使成员有机会看到一些困难的普遍性，觉悟到自己并不是天下唯一的不幸之人，发现彼此都有"一本难念的经"，从而释放了心理压力，降低了孤独感，增加了"我们"在一起的集体归属感。团体中的成员彼此倾听、彼此关注、彼此支持与鼓励，找回自信的力量，这样的情感支持效益在个别心理咨询中难以获得。

4. 具有认知辅助功能

事实上，个体在人生发展的各个阶段都容易遇到一些困难，需要提升社会适应能力，比如，家庭成员关系变化、疾病或意外事故的发生、婚姻变化、职场压力、人际关系冲突等。在个体应对困难的过程中，需要增加必要的信息，做认知辅助调节。在团体心理咨询过程中，由带领者或其他工作人员提供简短的讲解，做认知调适。比如，经常运用于团体心理咨询中探索自我的"约哈里窗格"，被证明十分有用，它具有澄清回馈及自我表露的功能。

学习单元3　团体心理咨询的过程

任何一个团体都必然会经历一个逐步发展的过程，或者称为成长的历程。不少学者对团体发展的过程做出阶段性划分。1967年，米勒斯整合了前人提出的划分意见，提出团体发展可分为五个阶段，分别为相遇期、尝试期、协调期、生产期和分离期。也有许多中国台湾学者立足于本土，总结了团体心理咨询工作的经验，把团体发展划分为四个阶段。以下是多位学者的划分介绍，研究者代表有黄月霞、吕胜瑛、黄慧慧、何长珠、徐西森等。他们指出，团体每个阶段分别有不同的工作目标、活动内容，成员的心态也因此不同，另外，根据团体每个阶段的发展，团体带领者的领导技能与策略也有所侧重。

一、团体心理咨询初始期

此时的团体目标是促进成员之间相互熟悉，使成员有安全感，认同团体目的和工作结构，开始融入团体，并且能开始觉察自我。此时，成员常有的心态是：好奇、冷漠、期待、观望、犹豫、无奈、抗拒、焦虑。团体带领者在这个阶段应着重于增进成员间的熟悉、了解，协助成员以开放的心态进入团体，对团体产生信任感。团体带领者需要运用的领导技巧包括倾听、澄清、促进、同理心、解释、设限、回应。

二、团体心理咨询探索期

此阶段的团体工作目标是成员通过分享感受和经验，察觉自己与他人的心理与行为，从中获得新的体验。团体带领者着重于引导成员做出初层次的自我分享，发展互助关系，产生团体凝聚力。此时，成员常抱有的心态是：怀疑、不信任、抗拒、无奈、竞争、不满、等待、无聊、期待、平静、喜悦、痛苦、逃避。团体带领者在这个阶段需要运用的领导技巧包括摘要、解释、联结、支持、判断、角色扮演、阻止。

三、团体心理咨询工作期或信任期

团体到了这个阶段，已有了聚焦成员的各类问题、做出整合的条件。这个阶段的团体目标是协助成员直面困惑、焦虑，觉察有效的社会行为，学习解决问题，激发自我的成长动力。团体带领者着力于促发在场成员间的经验分享活动，引发深入讨论。此阶段，成员更愿意互助，心态也会随之朝向积极正向的方向发展，拥有更多的是感动、平静、喜悦、顿悟、积极、开心、热诚、专注。团体带领者需要运用的领导技巧包括高层次同理心、面质、立即性、聚焦目标、保护、建议和示范。

四、团体心理咨询结束期

这个阶段的团体目标是通过制订成长计划，强化实践行动力，并能相互激励，以便迁移团体中获得的学习经验。为达成此目标，团体带领者需着力于整合成员的感觉、认知、改变的意愿，鼓励成员落实行动计划，知道如何把学习经验迁移于团体外的运用。在这个阶段，成员拥有更多的心态是喜悦、自信、满足、依依不舍、承诺、兴奋。团体带领者需要运用的领导技巧除以上每个阶段所用的之外，还包括整合、评估、激励、计划、增强等。

 学习单元 4　团体动力

一、团体动力的概念

团体由每位富有生命力的个体组成。团体内的个体与个体互动，就构成了团体动态的活动过程，而在这个过程中产生的影响个体及整个团体的力量就是团体动力。通常，团体的力量由团体领导风格、团体结构、多元文化背景、成员间的相互作用、人际关系状况等构成。作为团体带领者，只有认识团体动力、恰当地运用团体动力，才可能有效地工作，达成团体目标。

奥尔森等人认为，通过一些问题可以弄明白团体动力：每位成员在团体中的感受如何？他们是否清晰了解自己加入团体的目的？他们彼此相处得如何？他们的舒适感如何？他们对团体有归属感吗？他们对团体带领感觉如何？成员间有谁想要扮演领导者的角色？

二、影响团体动力的因素

1. 欧文·亚隆的观点

最著名的团体动力因素是由欧文·亚隆提出的。欧文·亚隆以他的人际领导风格为基础，研究了大量的咨询与治疗团体，提出了 10 种影响团体功能成效的因素。他认为，任何一个成功的团体都需要具备这些影响因素。

（1）灌注希望（对自己的生活感到有希望、有信心）。

（2）普遍性（意识到自己遇到问题不是唯一的，别人也同样会有相似的问题）。

（3）传递信息（获取健康生活的多种信息，包括语言与非语言的信息）。

（4）利他主义（在学会关注他人的过程中感受生命的意义，逾越自我关注）。

（5）原生家庭的矫正性重现（有机会重新认识童年在家庭里感知的经历）。

（6）发展社交技巧（获得成熟的社交技巧）。

（7）行为模仿（从其他成员那里学会塑造积极的行为）。

（8）团体凝聚力（包容和接纳使成员彼此紧密联结）。

（9）抒发强烈情感（表达出以前从未表达的感受）。

（10）与生存有关的因素（为自己的生活承担起责任）。

2. 台湾学者徐西森的观点

徐西森指出，影响团体动力的因素有五大变项，成功的团体带领者必须关注这些变项及其相互作用。

（1）成员特性。包括成员的人格特质（心理防卫程度）、价值观和生活态度、对团体的期待、个人能力与专长、过去的经验、人际互动模式、生理状况、性别、教育水准等。

（2）团体情景。在工作方面包括团体工作的方式、团体制定的规范、团体活动所处的物理环境、团体性质。在人际情感方面包括团体凝聚力与约束力、成员对团体的认同。

（3）整合运作过程。整合运作过程包括团体的人际沟通状况与团体领导力发挥两个重要部分。人际沟通状况是指沟通方式、沟通内容、沟通目的、沟通阻碍以及互动的形态。领导力的发挥表现在团体带领者的人格特质与能力、角色与功能、人性观与理念、带领与促进技能等。

（4）成员的改变。可以评估的方面包括人际关系的增进、生活困扰的处理、自我了解的提升、心理防卫的疏解、情绪压力的调适、价值态度的改变、综合知能的统整。

（5）团体的发展。其中包括团体发展层面的提升、解决冲突与困境、提出建设性看法、发挥团体辅导的功能、达成团体目标。

3. 雅各布斯等人的研究论点

雅各布斯等从另外的角度丰富了团体心理咨询的影响因素，共列出以下15种影响因素：

（1）澄清团体的目标。

（2）目标与成员有相关性。

（3）适度的团体规模。

（4）每次相聚时间的长短。

（5）相聚的频率。

（6）场所的适宜性。

（7）选择在一天中的什么时间相聚。

（8）带领者的态度。

（9）团体是封闭的还是开放的。

（10）成员是否自愿。

（11）成员的承诺水平。

（12）成员间的信任水平。

（13）成员对带领者的态度。

（14）带领者的经验与准备。

（15）协同带领的和谐性。

第二节　团体心理咨询的带领

 学习单元1　团体心理咨询带领者条件

　　团体心理咨询能带给参与成员正面的助益，但也有可能对成员造成心理伤害。对于一个好的团体发展过程来说，团体心理咨询带领者的个人素质与工作技能表现是关键。台湾学者黄慧慧认为团体心理咨询带领者要从两个方面造就自己，不断自我成长，其一是教育与受训方面，其二是个人心理行为方面。

一、团体心理咨询带领者的教育与受训

　　具有丰富的个别心理咨询经验是团体心理咨询带领者的基本资格，其教育与受训还必须包括以下内容：①具有心理学、人格理论、社会学等人类行为科学基础；②具有多种心理咨询理论与技巧、临床能加以运用的能力；③具有团体的基本概念、团体动力学及相关的理论与实务经验；④有自己作为成员参加多个团体的个人经验；⑤有个别心理咨询的经历，熟知人与人之间的互动影响、沟通、改变过程；⑥有足够时数的团体心理咨询带领实习并同时被督导的基础；⑦不间断地进修以精进理念与技术。

二、团体心理咨询带领者的心理行为特征

团体心理咨询带领者与个别心理咨询师一样需要具备个人的一些心理行为特质。格尼夫妇的研究结果表明，可以胜任个别心理咨询的人需要具备十项个人心理行为特征，这项研究结果也同样符合团体心理咨询带领者：①良好的意愿，他们在与人相处中能显现出对人的尊重、信任与关爱；②有能力与人分忧共乐，他们在工作过程中能对当事人保持开放，产生悲怜之情与认同感；③认识并接纳个人的能力，他们不需要一个优越的地位来肯定自己的能力，而是致力于帮助当事人发现自己的能力；④符合个人性格的辅导风格，他们能开放地向他人学习，从不同学派那里借鉴观念与技能，整合出适合自己的风格；⑤愿意开放与冒险，他们抱着乐意帮助人的态度去冒险，也从个人的体验中尝试认同别人的感受与挣扎，适当的时候，也愿意分享自己对当事人的感受与看法；⑥自我尊重与自我欣赏，他们有自我价值感，了解自己的局限，尽力发挥自己的长处来与别人建立关系，愿意做当事人的典范；⑦他们在生活中保持开放、诚实和自我觉察，以活出自己的真实面貌为当事人做出典范；⑧允许自己犯错，也愿意承认自己的错误，他们接纳自己的错误，并从错误中有所学习，而不是因此自责；⑨具成长取向，他们不会故步自封，而是不间断地开拓进取，觉察自己的恐惧、限制和力量所在；⑩有幽默感，他们在认真工作的同时也会开怀大笑，甚至自嘲。他们的幽默感有利于和当事人建立良好的关系。

除此之外，戴尔还指出，团体心理咨询带领者在工作中所要面临的抗拒、失控、公然的敌意、移情、依赖和威胁等，并不止来源于一个人，因此带领者要有能力关心每一位成员，有能力明白成员间的互动，对不同的反应抱开放的态度，适时地感应全体成员的感受，同时也清楚自己在团体中的位置。专业领域也早已达成这样的共识，相比团体咨询带领者的教育与受训，他们个人的心理行为特征是最为重要的条件。

美国专业领域对儿童团体带领者应有的特质具体描述为：①与儿童有接触，且能获得儿童喜爱；②有儿童心理学知识，能识别异常行为；③对儿童的情绪、想法和行为有深刻认识和观察、判断能力；④有对个别儿童进行游戏治疗的能力和经验（比如：善用橡皮泥、绘画、玩偶、沙盘等进行游戏治疗）。

 学习单元2　团体心理咨询带领技能

成功的团体咨询带领者在团体心理咨询过程中需要聚焦三个方面的转变：其一，聚焦

个人层面，协助个体成员自我觉察，有内在触动，建立新视角，改变动机，提升人际关系能力。其二，聚焦于团体中人际关系层面，促进团体成员间积极互动，鼓励他们接纳差异，互相帮助，彼此信任。其三，聚焦于团体层面，以更多的包容、专注、澄清、联结来增强团体吸引力，形成团体凝聚力，使成员有归属感。为此，团体心理咨询带领者不但需要专业的修养与个人成长，还需要具备基本的沟通技能、正向的引导技能以及问题处理技能。

一、基本沟通技能

团体心理咨询带领者的基本沟通技能直接关系到团体动力的产生与良性运作。基本沟通技能的表达也能影响团体发展历程中各个环节的成效，是团体吸引力的重要来源之一。基本沟通技能包含许多方面，在此仅举几例。

1. 倾听

倾听是一种重要的管理技能。听是收集和给予正确反馈的关键。倾听也是建立与维系关系的桥梁。团体心理咨询带领者的积极倾听是一项基本技能，也是一项复杂的任务，需要反复实践、逐步娴熟，以达到高层次的同感性倾听水平。带领者的积极倾听使得成员愿意在团体内真实地表达自己、愿意提出问题、愿意探索自己。带领者的倾听技能表现在：

（1）倾听成员的语言信息与非语言信息，包括听内容，听语调、语速，听身体语言，深入地倾听到语言与非语言不一致的信息。

（2）全场性倾听，听得到整个房间、全体成员的语言与非语言信息，通过他们的面部表情、身体动作来评估成员潜在的感受和思考。

（3）在注视某一位成员述说的同时，也同时把其他成员作为注视背景来保持整体的倾听。

2. 反馈

反馈是团体心理咨询带领者对成员所述以初层次同理心或高层次同理心表达自己的理解、感受、看法的技术。有效的反馈不是重复成员的话语，而是把成员所说的内容简要概括，达到两个目的：一是帮助对方更清楚他在说什么，二是交流作为带领者的理解以及感受。若带领者的反馈也能表达高层次同理心，则会让成员有机会觉察新的视角，并带出新的感悟。在运用反馈技术时要注意以下几点：

（1）避免消极反馈，即使要指出问题，也要加上建设性的观点，以积极的方式去表达。比如，"你的身体姿势僵硬"可以转变成"如果你能放松手臂和肩膀，就能做得更好"。

（2）有时可以征求成员是否需要反馈。若回答不需要，则不做反馈。

（3）若对个别成员有非常消极的反馈，可以选择在团体之外进行。

（4）当某位成员的表述引发多位成员共鸣时，带领者还需同时对多位成员或者全体成员做出反馈。

3. 澄清

澄清是使用开放性提问协助成员或者团体更清晰他们想要表达的意思。澄清可以使一些混乱信息变得清晰、更加聚焦、便于理解。澄清的过程也能帮助团体成员保持适度的兴奋感，不易走神，减少团体动力的消耗。当团体成员的文化背景存在差异时，澄清则变得更为重要。具体来说，澄清有以下几个技巧可以使用：

（1）质疑，以便收集更多信息，例如："你是否可以再具体一点，你这么说是什么意思呢？"

（2）重申，例如："你说了很多。我想要整理一下你想说的意思，若有遗漏，请你告诉我……"

（3）邀请其他成员来澄清，例如："你们有谁愿意说说，刚才他想要表达的感受是什么？"

4. 运用身体语言

带领者的目光注视、面部表情、肢体的移动都能对团体过程产生影响。身体语言的表达常常是无意识的。带领者有意识地运用身体语言的基本元素时，就能增加与成员之间的交流。身体语言可以传递支持、鼓励、制止的信号。带领者运用自己的和成员的身体语言，会使互动交流变得更有效。

（1）目光注视。当有成员发言时，带领者也需要保持与全场成员的目光接触。所以，学会时时扫视全场是一个需要练习的技巧；目光注视也表达带领者对成员的赞许与关注。

（2）面部表情。带领者的表情需要与成员的表述情境保持一致，自然流露出积极或消极的反应，使成员感受到带领者专注于他的表述，也理解了他的表述。带领者如果始终保持不变的微笑，可能会使团体情境出现混乱，甚至会造成与成员关系的脱落。

（3）肢体的移动。带领者的肢体动作也要配合语言的表达而发出合适的信息。适度的距离、温和的握手、身体前倾和弯腰倾听等，都有助于团体和谐关系的建立与维系。

二、正向引导技能

1. 鼓励与支持

团体心理咨询带领者的鼓励与支持在团体心理咨询的任何时段都需要及时提供。任何专题的团体心理咨询都要鼓励成员自由地表达情绪。这就需要团体能营造出人际互动关系中的安全氛围。通常在以下一些方面，带领者需要敏感地捕捉并及时给予鼓励与支持：成

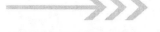

员感到紧张不安的时候；成员开放自己，尝试表达自己的时候；成员遇到难题处于迟疑、徘徊状态的时候；成员在谈论自己时等。

带领者有效传递鼓励与支持的途径有：

（1）使用语言与非语言传递鼓励与支持的信息。

（2）用温和的声音、愉悦的表情。

（3）用"开放"的姿势表达出对成员的真诚关注、鼓励和支持。

比如，有团体带领者在旁听坐着的三人小组成员讨论，他弯下腰，靠近小组，或者为保持与对方目光平视的位置蹲下身来，听取其中成员的提问，用自己的一言一行体现出对成员的尊重。

2. 催化

以萨提亚转化式系统治疗模式中的四大助人目标为例，心理援助是为了使当事人提升自我价值感（自尊）；有能力为自己做出好的选择；能为自己想要的负起责任；使自己、他人与情境三个部分和谐一致，更能主宰自己。

美国著名家庭治疗大师维吉尼亚·萨提亚女士指出，一个人的成长可以通过四个方面去探索：如何界定一种关系；如何界定一个人；如何解释一个事件；对改变持有怎样的态度。

一位有成效的团体心理咨询带领者对成员最大的贡献莫过于在这些方面能进行适时的引导，进而催化成员生命的成长。催化过程便是在团体心理咨询历程中协助成员觉察内在、检视和反省生命，把当下获取的经验化作成长的动力。团体带领者可以具体实施以下措施：

（1）随时协助团体成员辨认正面信息。

（2）充分肯定成员内在强处及欣赏建设性的言行。

（3）可借用公开讨论、设置提问时间、小组讨论、邻座分享等多种方式交流信息，并对信息加以反馈与解说来进行催化。

3. 运用自己的能量

团体带领者的自身状态如何对团体心理咨询有着重要的影响。成功的团体带领者在团体之外都会精心准备自己，不断获取生命的旺盛能量，保持助人的热情。香港地区的相关专业人士常在一段工作期结束时，给自己一个"退修"的时间，暂时离开工作场所，去独自内省、同辈督导、进修或者探访生命导师。国外一些专业人士都会以各种方式去调适自己。他们会以独处或者会心团体的方式发自内心地探索自己："我是谁？""我想要什么？"作为团体心理咨询带领者，就是以生命影响生命的过程，需要活出生命的正能量。

（1）团体带领者平时就要做好准备，即做一名积极信念的实践者，付出真诚，历练心灵，自己活出正向、健康的生活样式，保持表里如一、和谐一致的状态，以自己存在的积极状态来为团体成员做好的示范。

（2）若带领者自己遭遇负性生活事件困扰，要及时处理自身情绪，逾越困难，早日恢复健康状态。团体带领者要确保自身在有"未完成事件"的状态下暂不进入团体，以遵守职业的伦理规范。

（3）在进入团体前要做好准备，比如，保证休息、保证精力充沛。

（4）进入团体要以适度的兴奋感带领成员，以保证团体良性运作。

4. 传递知识

传递知识在不同专题的团体心理咨询中都是有意义的。一些重要的信息能帮助成员发现社会生活中普遍性规律，使成员大脑的思考更具理性。鲜活知识的补充也有助于成员增加看问题的新视角，产生力量。带领者所传递的知识主要包括：①与主题相关的健康知识（比如，情绪的识别）；②与主题相关的理念（比如，觉察自我的"约合里窗格"理论）；③社会化经验模式（比如，亲密关系中"爱的五种语言"）。

带领者不仅要为团体心理咨询准备适当的、新鲜的知识信息，还要讲究传递知识的技巧，比如：①使用体验式学习的方式帮助成员接受知识；②所提及的知识已被带领者自己内化；③讲述时注意调动成员的兴致；④使用幽默；⑤时间不宜超过10分钟。

三、问题处理技能

团体心理咨询带领者一般都要面临一些常见的难题，需要运用技巧来加以处理，将之转化为团体发展的力量。以下是常见技能举例：

1. 对发言过长的应对

因为团体成员各自的需求不同，可常见发言时间过长的成员。他们原因各有不同，有些成员是因为焦虑紧张，有的是喜欢控制讨论，有的则是想通过卖弄吸引团体的注意力。带领者对此可选择以下方法处理：

（1）评估这些成员动机；评估现场成员的反应。

（2）选择适当的时机，使用封闭式问句，使其做出调整。

（3）邀请在场成员对发言者的内容做出反馈。

（4）提醒所有成员关于发言的重点与时间限制。

（5）有必要时，与成员个别交谈，处理其需求。

2. 对救援者的应对

救援是指团体中有人陷入悲伤难过的情绪时，另一位成员主动出来安慰，试图帮助对方消除那些消极感受。事实上，救援行为是一种不恰当的介入，或者说是一种"打断"。

当一个成员挣扎于某个问题时，他并不一定需要别人的同情或者建议，而是需要被倾听。当在场成员试图安慰别人时，他们以为自己是在支持别人。此时，团体带领者的处理方法可以是：

（1）出面干预，引导成员理解当事人的真正需要，并协助成员区分帮助与安慰的不同。

（2）让在场成员了解倾听别人是最好的反应，而同情是无用的。借此机会，团体带领者也能帮助成员理解心理援助的模式。

3. 对成员消极的应对

成员的消极表现在抱怨团体，或者攻击他人。他们的态度和行为与团体要维持积极工作氛围的目标相抵触。而且，若有人消极抱怨，其他成员也可能加入进去，使团体心理咨询的进程发生困难。应对成员消极的方法是：

（1）给予适当的关注，并邀请他合作。

（2）在团体外弄清楚他为何消极。

（3）鼓励积极的成员多发言，带动团体积极的氛围。

（4）提问时，目光尽量回避表现消极的成员，以免引发他的发言。

（5）对特别难以控制的成员，可以请他离开团体或者要求其安静地坐着。

4. 对沉默的应对

当团体成员集体发生沉默的时候，团体带领者需要判断是否为有效的沉默。有效的沉默是成员正处于内省状态，而无效的沉默则是成员不知道该说些什么，或者害怕说什么，或者感觉厌烦了。此时的应对方法可以是：

（1）观察成员的反应，结合回顾团体刚发生的事情做出判断。

（2）允许沉默持续2至3分钟，若是有效沉默，就继续保持。

（3）等待有人打破沉默，或者邀请成员简要地表达想法。

（4）在有效沉默阶段有人要发言，可以请他等一会儿，以便留出时间给大家思考。

（5）团体开始就发生沉默，需要考虑充分热身。

5. 对哭泣的应对

团体心理咨询过程中任何时候都可能会发生成员哭泣。哭泣表明成员的感受触动了内心深处的渴望层面，比如，谈及或想到自己的创伤经历、自己的低自尊、婚姻关系冲突、源自家庭的压力、失业、疾病、重要丧失等。哭泣的程度也有不同，有的只是眼眶湿润，有的是流出眼泪，有的则哭到无法控制，一般都表达出悲伤、恐惧、愤怒、委屈、迷茫、无助等情绪。此时，带领者可选择的应对方法有：

（1）在团体有时间的条件下关切地询问成员愿不愿意表达或处理。

（2）在成员组成小组讨论的同时，带领者单独和当事人谈话。

（3）若当事人谈及的话题与全场有关，可以公开在团体讨论相关的话题。

（4）带领者需要辨识，当事人的哭泣是因为内心纠结而痛苦，还是只想要安慰。

（5）要求成员不去抚摸或拥抱当事人，给当事人留出适度的空间。

（6）在教育性、研讨性团体暂不处理成员哭泣，可在团体外面谈。

 ## 学习单元3 团体心理咨询的方案设计与实施

一项较为完善的团体心理咨询的方案设计与实施要考虑多个方面，一些方面可视为设计原则，一些则是设定团体目的，另一些为实施细节。

一、选择团体结构类型

组建团队有必要考虑团体结构与成员心理需求，综合团体目标、团体对象、团体所需要的历程等因素来设计不同结构的团体心理咨询方案。

1. 志愿性团体与非志愿性团体

志愿性团体的主要特点是成员自愿加入团体。他们愿意在团体中接受专业帮助，愿意投入时间、投入资金，愿意为自己想要的部分负责。因为自愿参加团体，成员在团体心理咨询历程中所持有的心理防卫机制比较容易转变，可以从过于自我保护到自我开放，并且愿意谈及"我"的话题。当团体氛围安全时，他们更容易自我表露，愿意触碰自己的内在，直面自己的困难，跟随团体发展的过程达到自我转变、成长的目的。

志愿性团体适合各类团体心理咨询目标。如果想要追求团体心理咨询的成效性，最佳的选择是号召成员自愿参加。

非志愿团体的主要特点是成员被要求参加特指的团体。因为是被动参加团体，成员的学习与成长动机容易产生不确定性。如果他们被团体所吸引，则能被激发积极参与的动机，愿意跟随团体历程，成为自我负责的一员。如果团体吸引力不足，非志愿成员极有可能变得消极，他们会在团体心理咨询过程中表现松懈、自我防卫、抵触自我表达、挑剔、漠视团体带领者，甚至捣乱。带领非志愿团体对带领者具有较大的挑战性。

非志愿团体适合用教育类团体目标，不适合以个人成长为目标的团体。

2. 开放性团体与封闭式团体

开放性团体的特点是成员可以在团体心理咨询过程中流动，即团体心理咨询进展过程中可以接受新成员加入，可以允许原有成员离开。在发达地区，因为团体心理咨询的普及化，开放式团体比较普遍。比如有些婚姻辅导团体，目标是协助人们处理婚姻过程中的各种困难。此类团体聚会地点是固定的，参加时间的长短由成员根据自己的（夫妻的）感觉决定。成员觉得自己的情绪已平复、问题已经得到疏导就可以选择离开团体，以后也可以因自己的需要再返回。如果有新成员，便可随机加入团体心理咨询的历程。

开放式团体的优势是成员可以自主，有较强的参与动机；新成员加入可给团体带来新鲜的信息与丰富资源。但是，团体成员之间的联结将会成为团体心理咨询历程中有待处理的重要议题。

封闭式团体的特点是成员全程出席并且人员固定，能有效执行相应的团体心理咨询规范，比如，保密原则、成员因故缺席的处理等。由于成员固定，团体凝聚力比较容易产生，成员之间的信任感、认同感、支持性、默契性都较好。在封闭的团体里，每位成员都被视为不可或缺的。一旦有成员因故要离开，容易扰动其他成员。通常情况下，团体带领者会协助大家处理成员分离的情绪。一般而言，封闭式团体中途不接纳新成员。

3. 同质性团体与异质性团体

同质性团体是指参与成员的背景特质相类似。同质可表现于多个方面：性别、年龄、职业、婚姻、疾病、生活事件、心理困扰的议题等。比如，单身父（母）亲团体、遭受伤害团体、失独父母团体、新生适应团体、职业减压团体、哀伤处理团体、子女教养团体等。同质还可细分，举例来说，教师这个职业群体，同质度由低往高的排列依次为：教学领域、大中小学教师、同学科教师、高年级/低年级教师。同质性团体因成员属性特质接近，易较快产生团体动力，在团体心理咨询历程中沟通性较好，同感好，彼此支持度高，效能高。

异质性团体是指参与成员的背景特质较不相同。不同背景特质的成员因持有个人化议题，在团体心理咨询历程的初始阶段可能会缺乏对其他成员的同感，因此支持行为不多，经验交流较少，需要团体带领者的引导与催化。一旦形成团体凝聚力，异质性团体中的成员的学习效率就会增大，用萨提亚模式中的一条信念来说就是"人们因差异而成长"。尤其在人际关系团体和成长性团体，异质性更具有丰富的背景资源。

4. 密集性团体与常态性团体

密集性团体是指团体在时间设置上所用时间长，且所用的时间因现场的团体动力因素而较不固定。这样的设置是为了保证团体成员在处理情绪时能有充分的空间，或者需要较长时间来完成一些过程。通常，这样的团体在作息时间上也不固定，可能提早开始，也可能延后，比如，马拉松团体、三天两夜的个人成长工作坊，或者是家庭治疗，也有来自各国的专业导师组成的同辈督导团体，他们选择在一个幽静的岛上朝夕相处十天十夜。

常态性团体是指团体在设置上时间固定并连续进行，比如，在学校进行的团体辅导，基本上都按固定时间进行。一些人际关系团体的设置为每周固定一次聚会，时长3小时，连续进行8次。

5. 结构性团体与非结构性团体

（1）结构性团体的特点

1）团体带领者以及协同工作者事先设计团体目标、团体体验情境、活动内容、团体执行计划等完整方案，方案设计甚至具体到小组讨论的题目。

2）在有纲、有时间节点的框架下，团体带领者带领成员循序渐进地参与其中，完成学习的过程。

3）结构性团体具有明确目标导向功能。

4）结构性团体方案由热身活动、体验式活动、分组讨论、小专题组成。

目前，中小学校、社区、职业培训大都采用结构性团体方式。

（2）非结构性团体的特点

1）事先未设定学习的主题，目标跟随团体的动力发展而定，目标是开放性的。团体的学习内容无限制，学习过程以成员间自然形成的行为与情绪为导向，成员彼此互动引出团体探索的主题和方向。

2）在非结构性团体里，团体带领者不需要主动，只是适度地参与团体，促进沟通、了解、分享。

非结构性团体比较适合年龄较大、有一定教育背景、有一定表达能力的人员。大学、医院、心理服务专业领域采用非结构性团体方式较多。有关愤怒控制、职业怠倦、抑郁、社交障碍、羞怯、早年不良成长经历等问题的处理适合非结构性团体方式。

还有一种灵活运用结构的团体，可称之为半结构性团体。经验丰富的团体心理咨询带领者整合了各类团体的经验，灵活实施半结构化的团体方式，或者说是混合式团体方式，即，团体目标是确定的，但不确定团体计划、时间流程，而由团体成员在此目标下自主展开一些成长性议题。这样的团体结构介于结构性与非结构性之间，留出更大的空间给团体带领者和团体成员，团体心理咨询历程具有更多的包容性、自主性。

二、团体目标的设定

对于团体带领者来说，团体心理咨询的目标犹如一张心理地图，而团体带领者以此为依据来引领团体成员。框架上的区分是先确定团体是学习性团体还是个人成长性团体，接着需要明确团体将要达成怎样的目标。团体目标的设定是专业设计中需要经过反复讨论的重要议题。

1. 团体的终极目标

一些专家学者认定团体目标是有层次的，团体要重视终极目标。马斯洛的研究提出了咨询的终极目标是协助当事人发展成为一个健康、成熟而能自我实现的人，此研究结果得到各界一致认同。马斯洛整理出自我实现者的14项特征，现简要列举如下：

（1）能准确地洞察现实，不会因为个人的困境而产生偏差；能面对生活中的不确定性，遇事不惊。

（2）能协调自己、他人、情境三者关系，为更好地适应不同的社会环境，善于接纳自己的缺点而不否定自己，同时也接纳他人的缺点和尊重他人，并关注如何改善现实与理想之间的差距。

（3）不受传统惯例的束缚，但也不会揶揄嘲弄；不盲目附和，也不会只为叛逆而叛逆；他们的行动动机不由外界引起，是基于个人成长的动力和真我潜能的实现，是自主的人。

（4）不会以自我为中心，关心自己以外的问题。他们富有使命感，尽责、尽义务、尽本能做事。他们具有安全感，因此不会事事保护自己，因此会产生怜悯和仁慈之心。

（5）懂得享受人生中孤独和隐退的时刻，有超然脱俗的品质和静居独处的需要。

（6）他们重视的不是外在的满足，而是自己的潜能和个人的资源不断得以发展和成长。因此，他们有自制力，也不受周围环境影响。

（7）不断有新鲜的鉴赏力，可以重复地有敬畏、快乐、满足和惊讶的经验出现。

（8）在不同的程度和频率上有心醉神迷和敬畏惊讶的经验，令他们感到人生无局限而不断拓展。

（9）无条件地关心别人，与人类有深切的共鸣、同感，接纳人性、有爱。

（10）有选择地交友，也有容人之量；很有吸引力，能被人欣赏及追随。

（11）以谦虚的态度向人学习，对人有极大的尊重，并不会因阶级、教育、种族或肤色歧视别人。

（12）有很高的德行，将策略与目的分得很清楚，让目的支配策略。

（13）他们的幽默感是自发的、富有思想性的，显示出个人生活的经验。他们的幽默不含敌意、不抬高自己、不讥讽嘲弄。

（14）他们以新鲜的、天真而直接的方式看事物，有着潜在的创造力。

为什么学者都认同把个体的自我实现作为咨询的终极目标？以柏德逊为代表的学者认为：如果人们对自我实现能做出适当的界定，就容易消除个人与社会环境之间孰轻孰重中难以取舍的问题；个体自我实现的体验超越了受困扰与变态的应对，它本身是一个积极正向的目标，适用于那些感到不快乐、不满足、不充实而寻求心理咨询与心理治疗的人们，自我实现是每个人的人生目标；不单是人生的目标，同时也是人类最基本的动机，这些基本动机指向个体需要充分发挥潜能，增强自我，充实与实现自我。

2. 团体三类目标

香港中文大学林孟平教授认为团体有过程目标、一般目标和个人目标。

（1）**团体过程目标**。这类目标是以"行为"来描述的，由美国著名的杰拉德·伊根教授提出，主要包括以下内容：①个人探索；②实验；③留在此时此地；④让别人认识自己；⑤挑战自己，也挑战别人；⑥勇于冒险；⑦给予和接受回馈；⑧倾听别人说话；⑨准确而诚实地回应他人；⑩处理冲突和矛盾。

（2）**团体的一般目标**

1）帮助团体成员认识自己、了解自己。

2）增加自我接纳、自我尊重和自信。

3）学习社交技巧和发展人际关系能力，包括信任自己和信任他人。

4）培养责任感、倾听能力，关心他人的感受与需要，有更深的同感。

5）发展自主性，提高解决问题的能力。

6）体验被接纳、有归属的感觉，有力量去面对生活中的挑战。

7）懂得与人分享的价值和重要性，更有效地与人交往。

8）学习如何关怀、体谅、真诚、尊重，以达到有效沟通。

9）探索和发现更多有效解决问题的途径。

10）勇于自主，不再依据别人的期望来生活。

11）促进个人的改变，并制订改进的行动计划，投身其中。

（3）**团体成员的个人目标**。在设计团体目标时，团体带领者还需要界定团体成员的个人目标，以便与团体目标彼此配合，产生积极的成效。个人目标可在进入团体前厘定，也可在团体初阶或团体心理咨询过程中反复核查锚定。格尼夫妇归纳出的部分个人目标包括以下内容：

1）增进自尊。

2）接纳个人面对的有局限的现实。

3）减少阻碍。

4）学习如何信任自己和别人。

5）从外在许多的"应该"和"一定要"中释放自己，变得更加自由。

6）将自己从早期受到限制的、不适合的决定中释放出来。

7）明白别人同样有挣扎。

8）能容忍未知的事物，可以在没有任何保证的世界中做出选择。

9）发现解决个人问题的方法。

10）增加关心别人的能力。

11）有选择地对一些人更开放、更诚实。

12）为别人提供支持与挑战。

13）学习合理地表达对他人的需求。

14）对别人的需要和感受变得敏锐。

三、团体成员的招募与筛选

团体成员的招募与筛选关系到团体目标的达成与团体成员的利益。招募的环节包括信息传播的广泛性以及清晰度。筛选的环节则可通过心理测量表或问卷和面谈方式。面谈不仅是为了筛选，也为使报名参加团体心理咨询的成员明确团体性质，确认符合本人意愿。若缺少面谈核对环节，团体心理咨询进程中即会发现一些问题，最常见的是有成员对团体心理咨询进程不满意，抱怨所学内容不是自己想要的，为此也给团体心理咨询带来一些难题。正确的做法是：

1. 经过面谈核对双方信息的吻合度

团体筹备人员可以设计一些基本的问题，通过面谈来确认：你为何要参加这个团体？你想要什么？你是否了解团体心理咨询的目的？关于加入团体，你有没有不清楚的问题？在人际关系方面，若有冲突发生，你会如何应对？最近是否有重大生活事件发生？若有，你的困难是什么？

2. 对自愿加入的成员背景特质做基本评估

他的背景特质如何，是否符合团体目标对象？他的沟通能力如何，能否适应团体？他的自我观念如何？他在团体的人际关系会怎样？团体是否能帮助他达成意愿？

3. 明确不适合团体的对象

如果有以下症状，则不适合加入团体：丧失对现实觉知的精神病患者；明显情绪不稳定者；易在压力之下产生身心症状者；正处在危机状态者。

4. 招募适宜团体目标的成员

符合以下条件的人选适合加入团体：志愿参加者；有成长动机且动机与团体性质相符；能与人相处；无明显身心疾病；过去未曾参加同类型团体。

5. 注意团体成员构成的特殊性问题

成员构成中的特殊性问题也需要一并加以考虑：

（1）成员异质性不宜过高，比如，团体中只有唯一异性、唯一未婚等。

（2）在两性关系类团体中，理想运作的人数为男士 8 人、女士 8 人；尚可运作的人数为男士 9 人、女士 11 人，或者男士 7 人、女士 5 人；比较困难运作的人数为男士 4 人、女士 12 人。

（3）理想运作的另一因素是成员彼此不熟悉；尚可运作的是少量以 2 人为单位的熟悉者；困难运作的是超过半数以上为校友、同学、同事、邻居，而且有结成小团体。

（4）在知能训练类团体中还需要考虑成员的起点水平（同类学习基础）接近；学习能力接近（也包括表达能力等）。

四、确定团体人数、时间、地点

1. 确定团体人数

确定团体人数根据如下几个因素：

（1）团体的结构。

（2）团体的目标。

（3）团体成员背景特质。

（4）团体带领者的经验。

（5）团体带领者是一位还是两位，有没有协同人员。

人数在 40 至 60 人的团体，多为结构化团体，需要事先做大量的准备工作，比如方案设计、资料准备、人力配备、活动场地等。人数在 8 至 10 人的团体，多为半结构或者非结构团体。儿童团体一般为 6 至 8 人。

2. 确定团体心理咨询时间

确定团体心理咨询时间是指团体心理咨询进行的整体时间多长，团体聚会间隔时间多长，以及每次团体聚会进行多长时间。确定团体心理咨询时间主要根据有：团体心理咨询目的；团体成员背景特质；团体带领者经验。整体时间过长，易产生疲劳、松懈、厌倦。整体时间过短则难以达成团体目标，团体成员所经历的体验时间不充足，影响团体心理咨询成效。以每次聚会为例，成人团体心理咨询以 3 小时左右为宜，儿童团体心理咨询以 1.5 小时为宜。团体心理咨询间隔时间一般每周聚会一次或者两次。

3. 确定聚会场所

团体心理咨询聚会场所根据团体的大小、团体的目的、团体的结构来确定。一般来说，团体聚会场所都有特定的要求：

（1）地点要隐秘，不受干扰。

（2）环境幽雅，灯光柔和，清洁。

（3）有足够的互动与活动空间。

（4）有扩音、播放音乐等多媒体设备。

心理剧团体对场地或设备还有特别的要求，比如，灯光是可以调节的，场地铺有地毯，便于成员席地而坐。团体心理咨询的聚会不适合在场外进行，因为团体心理咨询的性质与训练团体中的外展训练有很大的区别。

五、制定团体约定

一个团体需要有一些规定，并要征得团体成员的同意，以便大家自觉遵守。规定可以经过大家讨论、理解、根据团体特点加以确定，比如：我们同意以最大的热诚、最真诚的友善参与团体；我们同意彼此坦诚相待；我们同意不擅自打断别人的话语；我们同意每次只有一个人发言；我们同意得到团体带领者认可后发言；我们同意只谈论自己；我们同意认真倾听别人的发言，给予全心关注等。

第三节　团体心理咨询的具体运用

团体心理咨询可以用于社会各个不同的领域。本节以青少年群体为例，列举团体辅导与团体心理咨询是如何运用在一些专题上的。我们都知道，青少年如何有效地应对生活压力始终是全球注目的焦点之一。一些学者研究后指出，青少年应对生活压力多采用"逃避与发泄"的方式，或者以"情绪为中心"去解决问题，这些都可能导致青少年行为问题愈演愈烈。在青少年面临各种生活压力乃至危机时，家庭、学校、社会各界能伸出援手给予支持和关怀，在他们达成心智成熟的过程中给予滋养显得越来越重要。青少年群体面临的学业、人际关系、家庭期待、情感、就业、价值观冲突、谋生存、负性情绪等压力都需要得到有力的引导。从青少年角度来看，尽管他们迈向社会化的历程颇为辛苦，但他们是愿意开放的。他们善于吸收知识，心理上有弹性，容易改变、成长。他们富有潜在的发展能力。他们喜欢团体，喜欢人际互动，喜欢体验式学习，对探索自我也充满了好奇。团体辅导、团体心理咨询非常适合青少年群体。

目前，在学校开展的团体心理咨询活动主要是结构化的团体心理咨询，较少使用非结构化的团体心理咨询方式。使用结构化团体心理咨询方式的带领者们需要设计团体心理咨询各个阶段的热身活动和体验式活动。这些活动有助于青少年识别、澄清和理解自己的情感，自由谈论自己的想法，从同伴那里获得更多的奖励，提高自尊。对于幼童群体，团体心理咨询如果能使他们对自己感觉良好，就能促进他们发展出积极健康的自我观念。在团体里，成员若能从他人那里获得对自己的积极反馈，他们的行为就能转变得更好。

青少年团体心理咨询的目标与这些内涵有关：信任、自我意识、自我接纳、普遍性、冲突解决、自主性或责任感、做决定、行为转变、社会技能、对他人的敏感性、面对和内控评论等。

学习单元 1　团体心理咨询用于青少年适应性问题

青少年的适应性问题主要基于学业生活这根主线。他们从小学升入初中，从初中升入高中，再步入大学，伴随着因生理逐步成熟而引发的心理特征的变化。他们可能面临家庭、同辈群体人际关系的变化。他们学业任务不断加重，能力要求越来越高。他们在面对这一系列变化的过程中会遇到一定的困难。相对于一些不够自信的学生来说，挑战会更大。因此，针对青少年群体的团体心理咨询非常重要。

青少年在适应性问题上普遍存在一些特定的困难，需要团体带领者清晰认知。比如，步入初中的学生处于发育成长期，性器官发育带来性意识的萌芽，开始更多地关注起自我形象，个性逐步显现。他们既不是成人，也不是儿童。他们对周围事物感兴趣，但缺乏成熟的思考。他们对异性感兴趣，但不知道如何看待。他们性意识萌动，但需要坦然对待。他们开始变得不想跟家长主动讲学校发生的事，对父母的提问表示不耐烦。他们更喜欢与同龄人交朋友，在着装、打扮、发型、言谈、态度、爱好等方面易受同伴影响。这些均表明，他们完全听从父母、按照父母旨意行事的时期已告结束，这是他们成长中的必然阶段。因为他们处于心理逆反期，易与父母、成人顶嘴，刚开始学习说"不"，无选择地反对、攻击、责难父母，对家里的束缚感到极不愉快。他们容易消极自卑或容易过高评价自己，在积极和消极之间摇摆不定。他们非常在意别人的看法，依赖别人的评价。

他们因学习难度增大，对学习方面的自我评价摇摆不定，易产生消极自卑心理。他们需要重新适应新学校的教育方式，特别是中学步入大学阶段，对学生学习能力的挑战很大。他们不仅会为自己的学习成绩排名担忧，更会认为考试成绩会左右自己今后的命运，因此带来诸多焦虑，平添许多烦恼。

他们也因开学离开熟悉的学校、熟悉的老师、熟悉的同学群体而进入陌生的环境，如何获得新的人际关系？如何获得友谊？如何与异性交往？如何与老师相处？面对这些困惑，较低自尊的学生容易产生不安、忧虑、恐惧心态。

考虑到以上情形，团体辅导或团体心理咨询可聚焦三个方面：其一，协助他们在进入新的学习环境时能有机会处理离别的情绪，完成告别以前的群体和朋友的心愿，熟悉和接纳新的群体，尝试建立新的人际关系，克服孤独感。其二，教会他们如何轻松面对新环境中的一些困难，正确定位自我，学习有效沟通。其三，提供一个温馨安全的环境，让他们可以自由地表达自己的情感，体验被接纳、被肯定的感觉，有归属感。

一、以团体辅导方式协助青少年适应新环境

采用团体辅导方式的优势在于服务面大，形式多样化，辅导人员的专业化介入程度适中，开展活动的时间、场地也可以不受限制，且具有相当的灵活性。以学校为例，开展团体辅导来帮助青少年适应新环境是非常值得提倡的，其操作方式可有以下几种：①利用在学校中的时间，设计有目的活动或者利用日常教学机会分析学生的对新环境的感受、想法、困难，接纳变化；②编写有效的课程教材、宣传普及小册子，以促进学生熟悉新环境；③教师召开班会，学生可以在班会上坦诚、开放地相互交谈问题；④召开班级指导性活动，引导学生正确看待各种困难，如何与新同学相处，如何沟通、倾听他人并理解他人的观点，如何与家长沟通等。

二、以团体心理咨询方式协助青少年适应新环境

与团体辅导有所不同的是，团体心理咨询是一项需要专题设计、有设置、有专业目标的心理服务项目。到底该采用结构化团体方式还是采用半结构化或者非结构化的团体方式，还是要看团体心理咨询带领者的专业实力，但不排除组织团体的其他客观条件限制。

1. 运用结构化的团体方式来协助

团体带领者可以设计相关的主题，招募志愿参加团体的成员，设计团体活动次数以及每次活动的主要目的。团体带领者在团体中引导成员谈论一些大家共同关心的话题，比如对新环境的感受、困惑、友谊问题，以及与同学相处的关系问题，如何做选择的问题等。如果团体主题是探讨同伴关系，那么团体带领者设计的活动可能是让成员自我介绍或者谈论别人交朋友的经验。其间，团体带领者可以鼓励成员认真听取别人的意见，以让成员复述别人刚说过的话来提高他们的注意力等。

在学校，也可以采用新生训练营会的方式协助一部分学生安然度过适应期。训练营会可以集中一天的时间来进行。团体带领者与协同带领者共同拟订团体方案，撰写计划书。其中重要的是热身活动与体验式活动要一环扣一环，每一项活动都需要符合团体成员的共同期待，朝向团体目标。训练营会的益处是学生受益面大，团体气氛感人，成员相互支持鼓励的力量强大，有利于形成团体归属感，使团体成员有机会体验积极的人际关系，这些都是适应新环境的良好开端。

2. 运用非结构或半结构的团体心理咨询来协助

对小学高年级、中学、大学的学生而言，因为思考力、表达力相对于幼童来说，已处于上升阶段，可以采用非结构化团体或者半结构化团体方式。团体心理咨询适合对象为一些在适应新环境过程中有困难的学生。团体带领者可设计不同的专题来招募团体成员。也可以设计问卷做筛查，挑选成员，并征得他们的同意。

团体过程可有多种创意。比如，在"成长型"的团体中，可以让成员自由选择讨论的话题，可以轮流充当"主持者"，体验如何定位自己，如何理解他人，如何关注他人，如何有效沟通等。如果是促进自我概念的团体，团体带领者可在每次团体活动中设计一个练习来帮助成员提高积极的自我评价。如果设立"情感觉察"团体，大家便可以在团体里讨论自己生活中的情感话题，进行角色扮演。

三、团体心理咨询活动实施

团体心理咨询的活动实施需要精心准备。一个有效的团体关键要看团体带领者的专业理念、专业技能以及团体带领经验。在此，我们通过两个例子来理解团体心理咨询的活动实施过程。

1. 找到真正的你自己（法国专家米歇尔·克莱设计）

（1）活动特点。活动设计的视角细腻，具有普遍性。以放松、冥想的方式帮助成员进入内在心理，而不是关注外部环境。活动过程运用比喻的方式进行讨论，可促进成员放下心理防卫，澄清关于自我的观念。设计中邀请成员直面其他成员的批评，觉察自我的感受，借伙伴们真实反馈的冲击力来协助成员找到真实自我的力量。而运用真实自我的力量有助于青少年在任何新环境中直面困难，应对不可避免的人际冲突，自信地适应新环境。

（2）团体人数：6人。

（3）活动步骤

1）老师请学生们写下这个问题的答案："我是谁?"10分钟后，老师请他们交流他们想出来的答案。老师根据学生的回答，帮助他们澄清问题答案。

2）老师带领学生们进行放松练习，进入内心体验真实的自己。

老师："现在让我们来做一个放松练习。请大家坐直，把双手轻轻放在腿上……闭上眼睛，注意你的呼吸……深呼吸……注意你身体的感觉……让自己进入这舒适的内心空间，在那儿你可以休息、放松，感受自己真实的存在……什么也不用想……什么也不用担心……一切都很好……只是呼吸……这就是你平静的内心空间……你走进那里，你的内心是安宁的、空旷的……就像池塘中宁静的水……你可以看、观察……注意你现在的体验……如果你有什么感受的话，要认可它们……不要管它们……如果有想法，就任它们飞

来飞去……你可以重复这句话：'我是平和的、安宁的，一切正常……'现在进一步让你的心态平和下来。"（停顿10秒钟）

"这就是你平和的内心空间。它与深层次的你有关，这个'你'大于所意识到的你自己。只需要重复这句话'我是'，让自己充分相信'我是'。你可以把它称为你的本质、你的高层次自我、你的深层自我。不管你把它称为什么，它就在那里，用无限的关爱支持你。你可以在它面前充分放松，它会指引你解决你面对的所有难题，它是你最宝贵的财富，是你的力量、智慧和爱的内心源泉。你不需要寻找它，你就是它。试着体验'我就是我的存在'这句话的力量。（停顿10秒）

…………

"现在，一个你想出去玩儿，而另一个你想在这里尝试一些新的体验。一个你想努力学习，而另一个你却想轻松自在。所有这些内在的空间都是你现在所经历的一部分，但它们只是你的想法和感受而已，并不表明你是谁。你可以观察它们，和它们谈话，倾听它们的需要。真正的你存在于你自己的中心，记住这句话'我是本质，一切都很好。'"（停顿10秒钟）

"当你准备好时，就把自己带回此地，睁开眼睛，你会感觉非常的清新与自信。"

3）老师介绍一个活动规则，让学生们自愿组成三人小组，但是回避与好朋友组成一组。

3人决定谁是A，谁是B，谁是C。从A开始，学生轮流说出3件事情，找到各自的身份标志：如果我是动物，我会是……如果我是一棵树，我会是……如果我是一件物品，我会是……

4）老师让学生们再次组成新的3人组，用"我喜欢我自己的……"来了解自己的价值观、能力、想法。要求学生们尽量多地谈论自己的优点，做出真实、坦诚的自我评价。然后，老师请学生们交流刚才做练习的感受。

5）学生们全体站立围成圈，一位学生站在中间，接受同学们的反馈："我喜欢你的……我不喜欢你的……"中间的学生只说"是"和"谢谢"，不做其他反应，只是听和接受。要求每位学生听到别人对自己说"喜欢与不喜欢"时，做到：第一，无论同学说得对还是不对，看看自己能否接受。第二，无论是怎样的感受，都坚信真正的自己是完美无缺的。第三，不管是正面评价还是负面评价，都不必认可，也不必把它与自己联系起来。看看你是否能平和地倾听同学们对你的评论。第四，在说完"我不喜欢你的……"后面加上一句"那只是我的感受，我为此负全责"。

在进行这项练习期间，老师先问到第一位"冒险者"什么感受，然后引导说："深呼吸，某某。忘记这一切，你就是你自己。你这个样子就很好。现在，你有多种处理这个体验的方法。你可能生气或感觉受到了伤害，或者你不明白它只是纯粹的推测，是别人选择这么看待的方式。那些都是别人的，关键是你自己怎么看、怎么听、怎么感受、做什么反应。这样你就会感觉到自己有多么轻松和自由，此时的你就有了自信和力量。"

6）在两位学生尝试体验过之后，老师让学生们讨论刚才在练习中的感受和想法，并给予反馈、解答、鼓励和支持。

7）老师在黑板上列出一些需要学生回答的问题，帮助他们坦然面对批评：

①我听到什么？

我听到的信息完整吗？

我在解读信息吗？

②我感受到什么？

我感到生气？内疚？失望？

我相信这是对的吗？

我在抵制还是在否认？

③对方在说什么？

他的话有言外之意吗？

他的话带有情绪吗？

他的话是推测吗？

他的话是清晰的吗？

他的话是好意的反馈吗？

④我回答什么？

我认可信息吗？

我承认它是正确的吗？

我是在道歉吗？

我是在为自己辩护吗？

我是在反击吗？

我是在隐藏自己的真实情感吗？

⑤我学到了什么？

它有助于我看到真实的自己吗？

有什么是我想要改变的吗？

我还能接受自己吗？

我还能接受别人吗？

我能承认自己因为有些需要改善的地方而不完美吗？

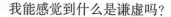

我能感觉到什么是谦虚吗？

8）列出一些行之有效的策略（富有创见的思维模式），同时，也列出一些行之无效的策略（毫无用处的思维模式），供学生们讨论。例如，行之有效的策略（富有创见的思维模式）：我的感受、优点、缺点……我的过去、经历、成绩、社会地位；我的内心有许多空间，它们都很正常；我可以进入我的内心空间，并根据我的需要控制它们；在我的内心深处有一个空间可以观察、了解和付出爱；真正的我不是任何身份标识，超越任何局限；我就是我自己；真实的、深层次的我是完美的；真实的我具有无限的力量和创造力。

行之无效的策略（毫无用处的思维模式）举例：我就是我的情感、痛苦、悲惨的过去；我知道我是怎样的，我不会改变；我是无助的人，能力有限，我只能接受。

2. 学会倾听

（1）活动特点。这项训练涉及的是人际沟通技巧中不能回避的重要内容，是协助学生进入新环境及时建立人际关系的重要技能，因此，也能受到学生的欢迎。活动需要达到两个目的：一是让参与的成员体会到倾听在沟通时的意义，并觉察自己的倾听现状；二是学习倾听技巧，了解倾听过程要把握的要点，比如，边听边整理对方的观点、情感、目的，还包括澄清对方说话的含义，学会做积极的反馈。此项训练的时间、有效性与掌握技能的程度成正比。带领中的关键是现场体验环节的时间要足够，以保证团体成员能各自找到一些属于自己的感受。

（2）团体人数：21 至 30 人（便于分成 3 人小组练习）。

（3）活动步骤

1）在这项训练开始的时候，团体带领者要通过相关的活动来激发大家学习倾听的动机，理解倾听在人际关系中的意义。诸如讨论一些问题：为什么“会听话”才是说服人的法宝；在表达意见之前，先听完别人说话的道理为什么很简单，但是却很难做到；任何人都希望自己受人欢迎，也希望别人能了解自己，因此会花费时间去表达自己，但是效果不佳是何原因；等等。

2）团体带领者做演示，启发大家如何才能确切地理解对方而做出适当的反应。团体带领者拿出一个两面都有着不同图案的物品，把其中一面展示给大家看，问大家看到的是什么，然后再问：“那么，面向我这一面的内容是什么呢？”在不可能有正确答案时，带领者问：“你们怎样才可以看到我所能看到的一面呢？”这个问题的答案是，只有成员与带领者站在同一个角度时，才能看到这一面的图案，意指我们要了解别人的想法，只有站在他人的角度（立场）看问题，才有可能理解他。

3）要求团体成员组成 3 人小组，其中 1 人扮演倾诉者，1 人扮演倾听者，而另 1 人则做观察者。由倾诉者谈一件自己经历的事，但是不谈自己的感受，让倾听者根据他讲述的事做3次假设，试着理解对方的感受是什么，直到接近对方表达的意思。例如，倾听者说："我觉得你在事情发生后有不小的压力，因为你从来没有经历过这样的事情。"倾诉者可以给倾听者反馈，例如："不是的，我没有这样想"，或者"对的，我当时的体会确实如此"。

4）带领者在大家练习的过程中可邀请一个小组做示范，及时纠正他们在练习中存在的问题。然后，3人小组开始进入练习。

5）带领者可把以下信息写在黑板上，或者事先准备好了贴在墙上。

①倾听练习模式之一。倾听时快速整理对方的信息方向：他的观点——他所陈述的是态度？主意、信念？期望？假设？成见？他的情感——他兴奋？欢喜？平静？愤怒？沮丧？他的目的——他有什么要求？有什么愿望？他肯定什么或否定什么？

②倾听练习模式之二。在谈话过程中澄清对方陈述含义的方式："你刚才说的意思是……""我还没有弄明白，你提到的事情发生在……""对不起，请你再重复一下你最后提到的那一点好吗？""他确实说了这样的话，是吗？""这是你亲眼所见的吗？""这消息是从哪里得到的？"

③倾听练习模式之三。表达反馈。点头，或简单反馈："是这样""嗯"；"哦，我明白你的意思了"；"我想，你正在考虑……"；"所以你才这样做了。"

6）在小组成员轮流扮演了3种角色之后，可以花时间彼此回馈，然后进入大组，在团体内交流。带领者在这个环节里协助成员识别正确的倾听以及需要改进的反馈。带领者需要对改进的内容做具体说明，指出回避式的反馈会使沟通无法持续，例如："不要这样想，这件事没有这么严重""不要伤心了，把它忘了吧。"同时也避免用支配式的语言回馈，例如："你应该这样……""你一定要考虑那样做……"

7）可以让3人小组中的1人站出来，离开自己的小组，进入另一个组进行新一轮的练习，经过小组讨论后，这位成员再返回自己的小组，并与小组成员分享刚才获得的新体验。

 学习单元2 团体心理咨询用于青少年生涯发展问题

台湾著名学者金树人教授指出，"一个人若是看不见未来，就掌握不了现在；若一个人掌握不了现在，就看不到未来"。这两句话说明了青少年生涯发展意识的重要性。美国著名的社会心理学家施恩提出的三个生命周期的概念，也许是我们运用团体辅导或者团体心理咨询方式聚焦青少年生涯发展的目的和意义所在。下面是施恩的一部分观点，这些也可作为团体辅导或团体心理咨询所依据的重要理念。

一、个体在 30 岁之前需要完成的生物社会周期的阶段和任务

即以年龄、身体、情绪、行为方式变化为特征的自我发展任务。

1. 面临的广义问题

（1）进入成人世界。

（2）对成人角色做出承诺。

（3）发展自我意识，获得与自己和朋友亲密相处的能力。

2. 特定的任务

（1）凭借同辈的力量，获得支持。

（2）做出有效的教育和职业选择。

（3）建立新的个人和群体成员资格，做出相应的承诺。

（4）寻找良师，吸取他们身上优秀的东西。

（5）以更开放的姿态探索自己的生活。

二、个体在 30 岁之前需要完成的家庭周期的状态和任务

1. 面临的问题

（1）学会独立和控制环境。

（2）学会与父母相处。

（3）接纳在尝试经验时产生的失误。

（4）管理与异性的关系。

（5）寻找配偶。

2. 特定的任务

（1）通过模仿和认同向父母学习。

（2）在独立性与依赖性之间取得平衡。

（3）在婚后，学会平衡自己与对方的需要和性格。

（4）理清自己的价值观，确定生活追求。

三、个体在 30 岁之前需要完成的职业周期的阶段和任务

1. 面临的问题

（1）为进行实际的职业选择打好基础。

（2）将早年的职业幻想变为可操作的现实。

（3）接受适当的教育或培训。

（4）开发工作世界中所需要的基本习惯和技能。

（5）进入劳动力市场，谋求第一项工作。

2. 特定的任务

（1）学习职业方面的知识，寻找现实的角色模式。

（2）发展和发现自己的价值观、需要动机和抱负。

（3）发现自己的能力和才干。

（4）做出合理的教育决策。

（5）在校品学兼优，以保持尽可能开放的职业选择。

（6）寻找实习和兼职工作的机会，核对早期的职业选择。

（7）学会如何找工作。

（8）学会评估工作和评估一个单位。

（9）做出有效的工作选择。

四、运用团体辅导方式

1. 传递信息

一些重要信息的传递可以帮助青少年增加生涯发展的意识，可收集相关的信息，运用于课堂、班会。可用于团体辅导的信息是丰富的，内容是广泛的，例如，关于什么是工作、什么是事业、什么是使命；关于如何为今后的职业生涯做好准备，以及什么是生涯、什么是生涯发展等。比如，步入大学校园的学生需要明白，课业成绩已不是大学阶段唯一的任务了，他们还需要在更多的方面学习，完成青年时代十大成长任务：

（1）学会做事业计划。通过对自己的了解、对工作世界的了解，逐步构想出符合自己愿望的职业发展计划，并且要为此做出实际的准备。

（2）学会主动学习，不再被动接受学校所制订的统一学习计划，而是根据学校与社会所提供的学习条件为自己制订个人学习计划，达到自己所希望的水平。

（3）争取学术自主，掌握独特的学习方法，善于自学，不再满足于接受现成的知识、结论，而是要培养创新思维，形成自己对世界的思考。

（4）提高文化修养，积极参加各种文化娱乐活动，有效使用闲暇时间，发展广泛的文化兴趣，具备一定的审美观念，陶冶情操。

（5）学会情绪自控，在心理上不再受外在的控制，例如依赖别人对你的肯定与赞同，而是受自己内在的控制，相信自己的判断与选择，对自己的能力充满信心。

（6）学会关注他人，能从自我中心倾向转为关注他人，善于帮助他人，懂得社会生活中的相互依存的意义，履行公民责任，积极参加社会活动。

（7）朋辈关系良好，有朋友，而且彼此之间的关系不是泛泛之交，而是深入的友谊关系；能以坦诚开放的态度去接纳不同的意见或者解决冲突，不盲目跟从他人。

（8）具有容纳能力，能尊重并且接纳不同文化背景、不同信念、不同生活方式以及不同相貌的人；能欣赏具有不同独特个性的人；对传统的或新鲜的信念与观点都抱有开放的态度。

（9）有生活自理能力，能安排好自己的生活，自己解决生活中大部分问题；有生存的智慧，也能自给自足。

（10）生活模式健康，在生活压力过重时能有效地为自己减压；对自己的相貌有正面的评价；通过运动与均衡的饮食、合理的作息时间来保持健康的体重。

2. 团体讨论

团体带领者或者教师可以设计多方面的话题在课堂、在小组讨论。例如：讨论"男女可共同栽培的品质"。

（1）第一步。团体带领者或者教师，可以选取学生生活中的一些情景，用来进行案例讨论。注意案例不具真实姓名，案例出处与此时的学生群体没有关联。举例如下：

情景一：杨先生与同事一起度假旅游，他有一技之长——摄影，但是他一路游玩时只跟从他的上司，全然不顾其他同行人的感受和需要。当一位女同事在山上不小心扭伤了脚时，作为队伍里仅有的两位男士之一（他与上司），他对女同事没有半句的慰问语，更没有什么行为反应，径自往前行，帮助受伤者的任务落在同行的女同事肩上。

情景二：B同学想通过卖气球来学习推销技能和组织能力，同时也想赚些钱。他批发了5 000个气球，组织自己周围的同学分头到闹市区与公园附近去卖，结果事情进展不顺利。一个月后，B同学知难而退，推说自己生病，把余下的任务转介给一位男生D与女生E。没想到第二轮的运作仍然业绩不佳。此时，有几位女同学主动出来义务帮助，大家约定某日某时在一个大型聚会场地集中，然后分头做推销。结果E同学与几位主动帮忙做义工的女生都如约到了现场，而负责人D同学却迟迟未到场。就在几位女同学忙得精疲力竭时，该为此事负责的D同学才姗姗来迟，而且还漫不经心地把推销责任全推到几位帮忙的女同学身上。

情景三：女生S做起自己的事情来非常专注，她在此时不会允许宿舍里的其他同学发出响声，而当别的同学在自习时，她却随意讲话、听音乐。她会不断地要求某位同学为自己做事，但是她却从不愿意帮助别人，也不能觉察到同学对她的不满。一位在S同学面前不知如何才好的同学表现出焦虑。

（2）第二步。请与两位同学组成三人小组进行讨论：你对以上的生活情景有何看法？你遇到过这样的情景吗？你的感受如何？你认为每一个事例中可以改进的行为是什么？请在下列词汇中找出与上面行为接近的行为特征，并说出与这些特征相反的词或句子，例如自私的反义词是利他。

消极的行为特征：   积极的行为反应：

缺乏耐性   _____

责备他人   _____

拖延、迟到   _____

固执己见   _____

支配控制他人   _____

逃避责任   _____

畏缩依赖   _____

自私   _____

僵化古板   _____

冷漠   _____

（3）第三步。澄清问题，大组交流。

（4）第四步。评估你的品质，并继续在3人小组讨论。

1）请你对照一下，你已具备了以下哪些品质？请在方格内打"√"。

勇敢	☐	温柔	☐
进取	☐	整洁	☐
果断	☐	帮助他人	☐
自信	☐	情感丰富	☐
有远见	☐	善于表达	☐
有组织力	☐	有耐心	☐
独立	☐	勤奋	☐
坚强	☐	体贴	☐
敢冒风险	☐	有爱心	☐
英明	☐	善于倾听	☐
有分析力	☐	照顾家庭	☐
乐观	☐	喜欢小孩	☐
主动	☐	适度服从	☐
有理想	☐	善良	☐

| 幽默 | ☐ | 慷慨 | ☐ |
| 忠诚 | ☐ | 有品位 | ☐ |

2）你最欣赏自己的哪三点？

3）关于这些优点，你有什么具体的行为表现？

（5）第五步。结合参考资料学习讨论。香港突破辅导中心"对男女大学生常见的行为特征研究"报告中指出：

1）关于男性的特征以及修养需要注重的方面

①男性常见的行为特征：独立性强；比较客观；掩饰情绪；支配性较强；很喜欢数学和科学；比较敢于冒险；非常有竞争性；娴熟商业技巧；很直接；情感不易受伤害；绝不哭泣；容易将感情与观念分开；不依赖他人；表现较多的领导力；认为男性比女性优越。

②男性在能力方面显示一定的优势，但是男性弱势倾向为：不健谈、比较粗犷、不易察觉别人的感受、卫生习惯差、对自己的容貌不感兴趣、不喜欢文学与艺术、爱喧哗、情感表达粗鲁。如果男性在原有的品质上再多一些关注体贴别人方面的涵养（例如耐心倾听、同感），在言谈举止上沉稳大方，在生活管理方面多一些自理能力，则更容易为自己赢得良好的形象。

2）关于女性的特征以及修养需要注重的方面

①女性的行为特征：不够独立；比较主观；情绪表面化；容易顺从；不喜欢数学和科学；不具冒险性；不果断；不具竞争性；感情脆弱；容易依赖他人；无法将感情与观念分开；以家庭为重；注意外貌；少有领导力。

②女性比较健谈、比较温柔、机敏、情感细腻、善于体察他人的情感、文静、爱清洁、喜爱文学和艺术。如果在理性思考和各项能力方面有积累的意识，多磨炼意志力，多一些独立性，女性的形象会更美，这样的魅力将有助于事业发展，生活也将变得充实。

五、团体心理咨询活动实施

与上述方式不同的是，团体心理咨询需要设计主体与结构、招募成员、限制人数、在成员可以互动的场合进行。结构化的团体心理咨询可由切合团体目标的若干体验式活动连接。举例如下：

1. 职业个性探索活动（也可称为"聚会活动"）

（1）活动特点。根据美国约翰·霍普金斯大学心理学教授霍兰德的职业分类法设计的职业个性探索活动，能使学生群体在轻松的气氛中，通过与不同个性倾向的人交谈来了解自己的职业个性倾向，增进对自己的认识，也有助于澄清自己的价值观，为选择今后的职业发展方向做准备。霍兰德的职业个性分类六角形模型如图4—1所示。

（2）团体人数：30 人。

（3）活动步骤。团体带领者对团体成员做简短导引：在设计你的人生时，你要把精力集中在六角形中最吸引你的那个部分，更多地了解相关的工作类型，更多地了解你自己。理解工作的不同类型主要有三个重要方面：第一，工作的内容不同，你每天都在做什么？你是用工具还是用头脑工作？你是在办公室工作还是在户外作业？第二，你和哪些人共事？他们喜

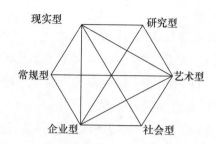

图 4—1　霍兰德的职业个性分类六角形模型

欢做什么？假如你在自然博物馆工作，你将工作在热爱大自然的人群中；假如你在实验室工作，你将与喜欢实验设备的人打交道。你的同事的兴趣不同，就将创造很不同的工作环境。第三，所得的工作报酬是多少？这是衡量你在工作中是否能得到满足的重要方面。例如，在艺术型的工作中，你有许多自由表达自己的创作思想的机会，你在创作的过程中获得情感的满足；在社会型的工作中，你与社会各界人士打交道，设计助人的活动，你会为自己对他人有用而获得满足感；在常规型的工作中，你协助组织发挥好它的职能，你会为良好的工作秩序而产生满足感。下面我们开始一场关于你的职业个性的探索活动：

1）在一间活动室里，正要举行一个聚会。室内沿墙分布（最好形成六角形分布）的六个柱子（或者墙、窗、黑板）上分别贴有一张布告。你看到的六张布告内容如下：

第一张，现实型小组。

你有运动能力和制造机械的能力。你更喜欢与物如机器、工具、植物、动物等打交道，而且，你更喜欢室外工作。但是，你不太善于交际，不精于人际关系的处理。

第二张，研究型小组。

你喜欢观察，学习，探究，分析，评估或者解决问题。你非常聪明，独立，善于思考；有时会激进，而且以工作为导向来处世。

第三张，艺术型小组。

你有艺术想象力、创造力或知觉能力。你喜欢在没有框架束缚的环境里，运用你的想象力或创造力工作。你崇尚美学，更喜欢用艺术来表达自己的思想感情。你相当独立、外向。

第四张，社会型小组。

你喜欢与人打交道。你喜欢向他人传递信息，启发、培训、帮助他人或照顾他人，而且你也有与人交谈的技巧。你更喜欢社交，出席社会活动。你关心社会问题，以社会服务为导向，而且对教育活动感兴趣。

第五张，企业型小组。

你喜欢影响、说服他人。你喜欢为企业的目标（集中于社会目标）效力。通常来说，你是外向的，有进取心的，勇于冒险的。你更喜欢扮演领导角色，有支配权，运用好的口头表达技巧。

第六张，常规型小组。

你喜欢与数据打交道。你有在办公室工作的能力和处理数字的能力，办事认真，注意细节，或者能按照他人的指示行事。你趋于现实，有很好的自控能力，友好但有些保守。你通常喜欢做有固定框架的工作，而且喜欢遵循社会的规范。

每位成员看完这六张布告以后，问问自己：我更愿意到哪个小组聚会？

2）室内 30 人。大家都分别阅读过每张布告，然后去寻找自己的伙伴，可以去最适合自己的小组，和那个角的伙伴组成一个小组（任意数，根据成员自由选择而定），坐在那张布告的旁边开始聚会。小组聚会的内容可以围绕如下问题：你平时最喜欢做哪些事或是参加什么活动？这些事带给你的快乐和烦恼是什么？你对自己喜欢做的事抱有怎样的职业梦想？

3）半个小时之后，每位成员可以换一个小组，这个小组是他们根据布告内容判断也适合自己的，继续与新组成的小组成员自由交谈和上一个小组同样的话题。

4）15 分钟以后，邀请成员再选择一个新的小组，再做第三次交谈。

参加完三个小组的聚会之后，成员需对自己的三次选择进行一番整理，这样的整理比做一份职业个性的测试更有体验性，因为是在与他人交往中来了解自己。

5）此时可组成三人组或六人组，讨论以下问题：在你加入聚会的三个小组中，哪个小组的讨论更吸引你？和小组成员聚在一起时，你感到快乐吗？自在吗？你们有相似之处吗？设想以后，你是否更愿意进入这样的群体工作？

成员可以把最吸引自己的那个组排在第一，记下小组的职业个性类型；把第二个吸引自己的小组排在第二，也记下职业类型；然后记下第三个，再对照六种职业个性特征和职业分类，这样能初步认识到自己的职业兴趣倾向是什么。在大家相互交流的条件下，成员还能看到自己与别人的不同之处，了解他人对职业的预想。

小组讨论也可结合霍兰德的职业个性分类简介资料。

附：霍兰德的职业个性分类简介

美国约翰·霍普金斯大学的心理学教授约翰·霍兰德经过 20 多年的潜心研究后提出了职业分类体系，被世界范围的职业辅导领域广泛运用和发展。霍兰德认为所有的工作都可以归为以下六种基本类型，而每个人的性格也可以分为相应的六类，个性与职业兴趣匹配将是最佳选择。

现实型：主要是熟练的手工业和技术工作。通常要运用手工工具和机器进行工作，常被称作"蓝领"职业。

例如：机器操作工、木工、电器师、土木工程师、司机、生物技术员、质量管理员、建筑师。

具有现实型职业个性的人讲究实际，独立自主，做事协调，持之以恒，身心强健。他们喜欢与具体事物打交道，而不善于过多地思考抽象的问题。他们更乐意用双手去修理东西、钻研事物和进行创造性劳动。他们具有较好的技术和技能，但是容易缺乏一些社会交往技巧。

研究型：科学研究和实验工作，从事这些工作的人通过有系统的逻辑分析，研究世界现象的形成原因。

例如：生物学家、营养师、物理学家、人类学家等科研人员、科技工作者。

具有研究型职业个性的人，喜欢智力的、标准的、抽象的、分析的、推理的、独立的定向任务。他们对知识有浓厚的兴趣，喜欢通过阅读和讨论来探索问题，表现出执着性、逻辑性和持久性；他们不喜欢围绕别人从事具体的事情，宁可独立解决复杂的问题；他们偶尔从事能发挥创造力和想象力的工作，不太喜欢担任管理工作，也比较缺乏领袖才能。

艺术型：艺术创作工作，喜欢这类工作的人用语言、音响、色彩表达自己的创意、创造艺术作品。例如：设计师、艺术家、音乐家、诗人、英语教师、演员。

具有艺术型职业个性的人，喜欢通过艺术作品来表达自己的思想。他们有较强的想象力和创造力，对色彩、形式、声音的反应特别协调；喜欢美和多样化；他们往往希望有适宜的环境来进行创作和表现。他们的操作力比较弱，厌烦文书类的工作。

社会型：教育人、帮助人、医治人的工作。例如：社会工作者、教师、职业辅导员、护士。具有社会型职业个性的人喜欢社交活动，善于和他人接触和交际，善于处理人际关系，乐于助人；他们比较关心社会问题；较多地运用感觉和感情对待生活，比较敏感，待人真诚，办事负责，讲究人情；平时易对具体事物或深层的智力活动缺乏注意。

企业型：说服、影响他人去从事某项工作，达到组织或经济的目标。例如：律师、政治家、销售员、商业助理、证券经纪人、经理。

具有企业型职业个性的人事业心强，能完全投入到所从事的工作与事业中。他们有一定的组织才能，喜欢做管理工作；他们富有热情，自信果断，注意权威、关心政治、能言善辩；为解决问题，他们敢冒一定的风险。他们易缺乏符号性和系统性的活动，以及科学研究能力。

常规型（传统型）：从事办公室的工作，与组织机构、文件档案资料以及活动计划之类的东西打交道。例如：会计、计算机操作者、秘书、银行出纳员、办事员。

具有常规型职业个性的人喜欢接受稳定的具体的工作任务。他们喜欢较快地看到自己的劳动成果，能有效地调节自己的行为；他们做事比较有条理、细心、稳妥、有耐心，善始善终；他们的服从性比较好，也比较守时。他们不太喜欢冒险，也不喜欢艺术活动。

这六种职业个性在每个人身上的表现是不一样的，只具有一种职业个性的人也是很少的。对于大多数人来讲，往往有一种职业个性较明显，另外几种个性不明显，霍兰德把这六种职业类型和相对应的职业个性类型组构成一个六角形，用这个六角形来解释它们之间的互相关联。

霍兰德认为六角形可代表性格类型的定位：

一个人的性格类型分为主要类型和次要类型，两种性格的相关度，与连接这两类线的长短成反比（也可用测量数据表达），即相关度越大，连接的线就越短。

当一个人的主要性格与次要性格类型接近（倾向六角形的一边），他的性格倾向就是比较一致的，说明他有突出的性格类型，例如主要性格倾向于社会型，次要性格倾向于企业型或艺术型。

如果一个人的个性倾向不明显，表现在六角形的每一边都有他的个性倾向，线的长短（数值大小）几乎无差异，说明他在自己的发展方向上有困惑，需要探讨自己的职业兴趣究竟是什么，以便缩小自己的兴趣范围，把分散的精力集中用在最能发展自己的方面。

霍兰德相信，当相似性格的人聚在一起时，会制造一种良好的工作氛围，而这种环境有利于个人发挥其技术，表达其价值观及态度。当一个人选择事业时，他是寻找一个与他的职业个性相匹配的环境，他能因此而得到成功与满足。

由此，我们可以看到，引导青少年做好职业个性与工作类型的探索与自我评估是重要的。

2. 识别工作性质

（1）活动特点。中学生在选择接受高等教育的专业方向时的盲目性实在需要改变了。他们在选择报考什么系科的问题上容易忽视自己的性格特征，依赖他人做决策，以致在真正接触了自己所学的系科时，不少人因所学与自己兴趣不符而缺乏学习动力，造成学业完成困难，妨碍个人择业目标的制定。因此，在中学时期，可多开展一些职业探索活动。这项探索活动互动性强，参与性好，有助于学生具体了解工作的性质，减少今后做决策的盲目性。此活动最初由加拿大的职业辅导专家设计，这里经本土实践后稍加补充。

（2）团体人数：20 至 30 人。

（3）活动步骤

1）邀请团体成员每人在3张纸条上写下3个自己感兴趣的工作角色，例如工程师、电子学家、导演、律师等，每张纸条上只写1个工作角色。在场人数少时，可以多写几个。

2）把大家的小纸条放在一起，挑出不重复的工作角色。在这些纸条背面粘上双面胶，由主持者把这些纸条贴在在场每一位同学的背上，保证每位同学的背上都有一个假设的职业角色。同时要求大家遵守活动规则，不向本人直接透露背上的内容。

3）主持人宣布如下活动规则

①每个成员作为寻找者可以自由寻找任何在场的一个人，但是每一次只能询问一个人。找到后，两人面对面，由寻找者问对方3个问题，例如：我的工作是在户外操作的？我的工作是与人打交道的？这份工作要求我有高学历？这是一份以脑力劳动为主的工作？我可以用自由而有弹性的时间工作吗？等等，只要不是直接问"我背后的工作是什么？"。寻找者可以针对工作的性质、工作的环境、对象、责任和其他特点的带有探索性的问题向对方提出询问。

②被问到的人回答问题时，只能表示："是的""不是的""差不多""再顺着这个想法考虑"等，但不能直接提示对方，好让寻找者有机会思考一些职业角色的工作性质。

③在问的过程中，要求寻找者根据别人的反应来思考职业的特点，团体带领者可提示参与者，提问者本人问得正不正确不要紧，重要的在于聚焦提问的过程，使自己更能理解一些职业的特点。

④当寻找者问到第四个人还不能猜出自己背后的职业时，对方可以做一些进一步的提示，比如：你工作的对象是社会大众，你在研究领域工作，你要有管理的才能，你需要更多的服从，等等。

4）当每个人都对自己背后的职业角色有了一些探讨时，团体带领者可以引导大家讨论各种工作的特点，也可以随机讨论大家感兴趣的问题。有的人通过聚焦问题，能很快猜对自己背后的职业时，团体带领者可以鼓励他与大家一起分享自己的经验。

5）团体带领者还可以鼓励成员迁移团体内的学习、体验，在团体外继续做一些个人探索练习，再到团体内整合讨论。比如：

①自我反省。

给自己选定一个时间期限，例如，30天至60天。

记录自己在这段时间里，平时课余时间喜欢做什么事。喜欢做手工？喜欢修理东西？喜欢看书？喜欢编写故事？喜欢找人海阔天空地聊天？喜欢张罗别人的事情？喜欢找资料以证实自己的一些想法？喜欢策划活动，并且动员别人一起参加？喜欢耐心地做家务？这些反映出你对什么活动感兴趣。

在做喜欢的事情时，自己的个性特点是什么？例如，喜欢自己独自做事还是喜欢和别人一起做事？喜欢和探讨问题的人在一起还是喜欢和善于表达的人在一起？这些反映你与人交往的兴趣倾向。

看看自己在过去的日子里，做什么事能使自己满意，甚至已有了成果？这反映了你的优势所在。

你对自己的特长如何看待？你的父母如何看待？你希望把自己的特长发展为职业技能还是仅仅作为业余爱好？

如果你觉得自己的兴趣倾向并不明显，是什么原因造成的？是因为你对什么都感兴趣，还是因为你没有参与一些活动，缺乏感受，而使自己无法判断？

思考这些问题时，结论并不重要，起码你对自己的兴趣问题有了一些探讨，你对自己价值取向的关注增加了，这是良好的开端。你可以为自己做一些决定，例如，设法改变一下自己不太好动的习惯，主动去参与一些和同学一起组织的活动，从中进一步发现自己的兴趣所在。

②邀请家长参与。

父母长期与你生活在一起，从小看着你长大，应该说，父母比任何人都要了解自己的孩子。因此，你可以邀请自己的父母一起来探讨你从小以来的兴趣倾向。

最好在父母都比较轻松的时候，比较正式地邀请他们围坐在一起，和他们一起回顾你小时候喜欢做的一些趣事。

看看你的兴趣从什么时候开始发生了变化，有怎样的变化。通过这些变化，认识你的个性特点是怎样的。

探讨父母对你今后工作的一些期望，比如，他们觉得你适合从事什么工作，你认为他们的意见如何，以及谈谈你自己有兴趣从事的工作是什么。如果你们之间有看法上的分歧，可以争取一个和谐的过程讨论。此时，你与家长的沟通是非常有意义而且是必要的（在国外，有的学校会主动邀请家长来到学校，有职业辅导人员在场和学生一起探讨他本人的工作选择。他们从教育的角度讲，希望每一位学生都能接受到来自学校的职业辅导，必要时，也要征得家长的意见）。

③通过实践环节发现兴趣。

可以到社区去做义工，无论做什么工作，你都能从中发现自己的兴趣在哪里。

可以在学校参加社团活动，对自己多做一些了解。

可以和同学一起交流兼职工作的体会，发现自己与他们的不同之处。

④组织三人行小组做社会调查。

收集一些社会信息，用来丰富你对工作世界的视野。除了网络信息，你还可以组织一个三人行小组到社会中做调查，同时还能培养自我负责精神。

你们共同确定调查提纲。例如：对你们感兴趣的职业，它们的发展前景如何？这些职业对职员的基本要求是什么？在这些领域要获得成绩靠什么？这些职业岗位所要求的教育背景怎样？

你们还可以把问题限制在小一些的范围，例如：什么个性表现在工作领域内不受欢迎？

你们的收获可以在更多的同学中间交流，同时，也在与别人的交流中获得更多的经验。

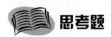 思考题

1. 什么是团体心理咨询？

2. 团体心理咨询有哪些类型？

3. 团体心理咨询有什么功能？

4. 团体发展的过程需要经历哪些阶段？

5. 团体不同发展阶段中的带领技巧有哪些？为什么？

6. 哪些因素影响着团体动力？

7. 团体心理咨询带领者是如何影响团体发展的？

8. 如何练就团体心理咨询的各项带领技能？

9. 团体心理咨询中的正向引导技能有何意义？

10. 试设计几项团体心理咨询中的过程目标、一般目标和成员的个人目标。

11. 活动案例"找到真正的你自己"有何特点？

12. 青少年生涯发展专题有何现实意义？

13. 青少年生涯发展专题适合在个体哪个年龄段开展？

14. 职业个性探索活动对青少年有何助益？

15. 关于团体心理咨询的技能，哪些是你所擅长的？你需要增加什么技能？你将从何处获得这些技能？

参考文献

1. Irvin D. Yalom. 团体心理治疗的理论与实务［M］. 北京：中国轻工业出版社，2005.

2. 雅各布斯，等. 团体咨询的策略与方法［M］. 北京：中国轻工业出版社，2000.

3. 黄惠惠. 团体辅导工作概论［M］. 成都：四川大学出版社，2006.

4. 徐西森. 团体动力与团体辅导［M］. 北京：世界图书出版社，2003.

5. 赵小青. 你为职业生涯做什么准备［M］. 上海：上海书店出版社，2000.

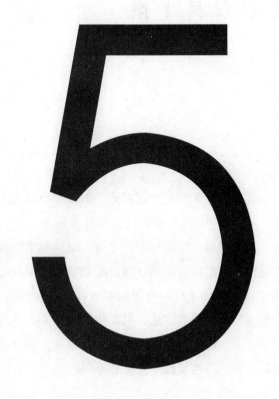

第五章

危机和自杀干预

第一节　危机及其干预

 学习单元1　危机与心理危机

世界上每日都有可能发生洪涝、水灾、地震、雪灾、台风、泥石流、滑坡等自然灾害与战争、交通事故、火灾、泄毒、化学爆炸、环境污染、工程事故、运营事故等人为灾害。除此以外，在个人生活中也可能因疾病、人际矛盾、学习与工作压力、家庭冲突等带来心理的严重干扰甚至失衡状态。为了有效地帮助人们应对困境、渡过心理难关、恢复心理平衡状态，数十年来，精神病学家、心理学家发展出了一种有效的心理社会干预方法，即危机干预，旨在尽可能短的时间里帮助当事人疏泄压抑的情感，撼动扭曲的认知，发现自身的内外部资源，学习问题解决技巧和应对方式，恢复与建设有力的支持系统，并且不断推动当事人在实践中巩固新习得的应对策略与技巧，恢复已经失衡的心理状态。

一、危机的定义

一般意义上来说，危机是既指严重的危害，甚至到了成败生死的紧迫关头。无论是在社会政治、经济、生活领域还是自然灾害、人为灾害，凡是严重的、可能造成直接或间接后果的，突发、来势凶猛或出乎意料的，具有紧迫时限性并可能在特定时空迅速产生重大后果的，都属于广义的危机范畴。

1. 广义的危机与狭义的危机

仅仅从字面解释来看，危机是既有危险又有机会的时刻，是测试决策和体现问题解决能力的关键一刻，是人生、团体、社会发展的转折点，是生死攸关、利益转移、犹如分岔路口的紧迫关头。一般说来，危机具有意外性、聚焦性、破坏性和紧迫性。在中国的传统文化中，危机这个词汇具有辩证思维的智慧，即体现危险与机遇并存的时刻。从心理学而言，狭义的危机则是指心理上的严重困境，当事人遭遇到超出其自身承受能力的紧张刺激而陷入极度焦虑抑郁、失去自主性与控制性且难以自拔的状态。

2. 与危机相关的概念

危机与应激、压力、挫折、创伤等概念含义较为接近，也确实存在着相关性，但是它们之间又不能够画上等号。为了明确心理危机的研究范畴，有必要对这些相关概念予以厘清。

首先看危机与应激、压力的关系。应激通常是指由一定强度刺激引起的、伴有躯体机能以及心理活动改变的一种高度紧张状态。应激这个词汇对应于英语中的"stress"，它亦可解释为压力，所以我们可以把应激与压力视作同义词。心理学研究表明，当事人遭遇到超出个体正常承受水平的刺激强度；或是由一定强度刺激物引起自身陷入两种或两种以上的矛盾情境而难以做出抉择；或是当事人因为一定强度刺激物不随自己行为而变化和转移，从而引发高度紧张的心理，这些可能威胁当事人的具备超负荷、冲突、不可控制性三个基本特点的应激源会引起应激状态。但是应激源不一定会带来破坏性的情绪体验。相反，一定的应激或压力常常能够帮助个体警觉性增强，感知功能敏锐，注意力集中，思维活跃性提升，从而有利于当事人应对外界的挑战与威胁，这就是所谓的正应激。那些能积极参与投入相应的工作与生活、自认为有能力控制生活变故及紧张的状况和能把生活、工作的变化作为对自己挑战的个体，更可能在紧张性刺激或情境面前表现出特别的耐受力。可见，同样的应激源当事人可能做出不同的应激反应。只有当应激或者压力大到当事人无法承受时危机才可能产生。

其次看危机与挫折、创伤的关系。挫折是指人们在有目的的活动中，遇到难以克服或当事人自认为难以克服的阻碍，使其需要或动机不能满足的情形。一般情况下，挫折情境的严重程度与挫折反应的强烈程度呈正相关。但是个体对挫折情境的认知会对其挫折反应的性质与程度带来很大影响。对某些人可能构成挫折的情境与事件，对另一些人则可能反之，这就是个体感受的差异。创伤就心理学而言是指可能引起或加剧心理不适的事件或经历。创伤通常会让人感到无能为力或是产生无助感和麻痹感，甚至对当事人身心产生广泛严重的影响。但是创伤状态不一定会导致创伤模式甚至陷入危机，如果当事人从主观上发展出一种创伤代偿模式，主动寻求平衡与应对资源，就有可能使行为方式发生积极的变化。可见，危机是一种心理状态，挫折、创伤与危机之间存在着关联，但并非必然的因果关系。

二、心理危机的定义

1. 如何定义心理危机

现实生活中的人们不可能永远生存在顺境之中，遭遇各种应激与挫折在所难免。当这种应激与挫折超出自身能够应对的限度时，就可能产生心理失衡，而这种心理失衡的状态就被称为心理危机。

目前，常用的心理危机定义有以下6种。

（1）当人们在追求自身重要生活目标时遭遇到阻碍而产生的一种状态，就是危机。这里所说的阻碍是指在一定时间之内，当事人运用其常规的解决问题的方式应对而没有奏效，因而导致了自身在一段时间里处于精神迷茫与情绪紊乱状态之中。

（2）危机产生于通向自身生活目标时所遭遇的阻碍，且当事人相信使用常规的选择与行为无法克服这种阻碍。

（3）危机之所以称其为危机，是因为当事人知道自己无法对某种境遇做出有效反应。

（4）危机是当事人身处一个困境，当事人面对困境不仅无能为力，更是完全丧失对自己生活的主动控制力。

（5）危机是一种生活解体状态，身处此状态的当事人经历着重要生活目标的挫折，或者其生活周期与应对挫折的方式受到严重的破坏。这里主要指的是当事人因这种破坏而产生的害怕、震惊与悲伤等感觉，而不是这种状态本身。

（6）从危机发展的过程来做定义：首先是当事人生活中出现了重要的变故或关键性的境遇，当事人将对此进行分析，判断自身通常的应对机制能否顺利应对；其次是随着事态的发展，当事人的紧张与混乱程度不断增加，逐渐超出其个人的应对能力；再次是当事人产生了对外部帮助资源诸如心理咨询的需求；最后是求助于专业心理治疗以解决当事人主要的人格解体问题。

综合上述观点，我们认为危机是个体面临突然或重大的生活逆境，既无法回避，又无法运用自身寻常的应付机制去解决问题，因而陷入心理失衡状态。一般说来，确定危机应包含三方面的内容：一是存在对当事人具有重大心理影响的应激事件，二是它导致了当事人在认知、情感与行为方面出现急性的功能紊乱，三是当事人以自己惯常的应对方式应对无效或者暂时无法应对。

实际上，心理危机在实践应用中很难准确地定义，它涉及一系列生理、心理、社会的复杂因素。有些生活事件在一些人的眼中可能具有应激性，但是在其他人眼中也许并非如此。如果我们忽视这一点，就可能在必要时看不到危机的存在，或者反之做出令当事人过度确认危机的判断。因此，把危机理解为一个内容宽泛的症候群可能更为合适。

2. 关于危机理论的溯源

关于危机的理论很难在某种单一的理论或者学派中进行系统的阐述和全面的归纳。我们在此概要地介绍基本危机理论、扩展危机理论和应用危机理论等相关的内容。

（1）基本危机理论。这是由林德曼（Lindemann）和卡普兰（Caplan）等在20世纪中叶创立的。该理论对理解因亲人死亡所导致的悲哀性危机做出了实质性的贡献。他们认为，经历亲人丧失时当事人出现悲哀是正常的、暂时的行为反应。林德曼主要关注因丧失亲人而导致的悲哀这一特殊形式的危机反应的即时解决。卡普兰则将林德曼的观点进一步扩展运用到由全部创伤事件所构成的所有危机领域。他认为，危机是一种状态，造成这种状态的原因是生活目标的实现受到阻碍，且当事人用常规的行为无法克服；阻碍既可以是关乎人生发展的，也可以是境遇性的；人在自己的生命历程中都会在某些时候遭受心理创伤。应激和创伤的紧急状况二者本身都不构成危机。只有当创伤性事件被当事人主观上认为威胁到自身需要的满足、安全和有意义的存在时，个体才会进入应激状态。危机既伴随着暂时的不平衡，也蕴藏着成长的契机，危机的解决有可能产生积极的、富有建设性的结果，如提升自身的应对能力，减少消极的、自我挫败的与功能失调的行为。

（2）扩展危机理论。其是在继承了林德曼等的基本危机理论同时，吸取了其他较为先进的理论成分，如心理分析理论、系统理论、适应理论和人际关系理论等的基础上形成的。

心理分析理论假设某些儿童早期的固着可能是某一事件是否会演化成危机的主要的原因。通过获得个体无意识思想和过去情绪经历的路径，可以理解危机当事人不平衡状态的内在动力和原因。

系统理论不只是单独强调处于危机中的个体的内部反应，而是关注构成系统的所有要素之间的相互联系和影响。在人与人、人与事的关联中，任何一个成分的改变都会导致整个系统的改变。需要说明的是，这里涉及的是一个情绪系统、一个沟通系统及一个需要满足系统。

适应理论认为当事人的适应不良行为、消极的思想和破坏性的防御机制对个体的危机起到引发和维持的作用。当通过学习过程将适应不良行为改变为适应性行为时，危机就会消退。

人际关系理论认为如果人们将自我评价的权力让给别人，他们就会依赖于外部获得自信，这就意味着失去了对自己命运的主宰。将控制点外移给他人多久，危机就将持续多久。如果人们既相信自己也相信别人，并且具有自我实现和战胜危机的信心，那么个人的危机就不会持续很长的时间。

（3）应用危机理论。危机理论的应用需要有一种弹性灵活的态度，因为每一个人和每一次危机都是独特的。布拉默（Brammer）在实际中将危机分为正常发展性危机、境遇性危机和存在性危机。正常发展性危机指个体在正常发展成长的过程中因急剧变化或转折所导致的异常反应，这虽然对于大多数人而言属于正常范畴之内，但必须对个体的差异性有高度关注；境遇性危机是指当事人因为面对无法预测和控制的超乎寻常的事件而导致的危机反应，它无论在强度还是突发性等方面都超出一般；存在性危机是指因着压倒性、持续性，或者伴随自身重要人生问题等而出现的内部冲突与焦虑。

目前，危机干预的理论研究更多地将各种理论和方法结合在一起，并从任务指向操作。因此，我们不应局限于任何教条式的理论方法，从所有危机干预的方法中，有意识地、系统地选择和整合各种有效的概念与策略，以切合当事人的需求，有效地帮助危机个体。

三、心理危机的特征

了解心理危机的特征可以对危机的定义获得更为深切的认识。心理危机的特征主要包含以下 6 个方面。

1. 危险与机会共存

顾名思义，危机自然包含有危险之意。因为，它可能导致当事人严重的病态反应，甚至在极端的情形下危及自身与他人的生命。但是危机同样也意味着机会。因为遭遇危机的当事人如果能够选择有效地应对危机，从中获得经验，发展自己，那就有可能摆脱威胁或危险，使心理平衡恢复甚至超过危机前的水平，达成积极的、富有建设性的改变，获得个体成长和自我实现的机会。当然，如果当事人将与危机相伴随的负性情绪情感阻隔在意识之外，没有觉知，那么通过消极的心理防御机制即使度过了危机，也可能会给自己的未来生活带来困扰。还有的当事人面对危机彻底心理崩溃，甚至丧失了伸手求助的欲望，就可能导致危险的结果。预后取决于个人的素质、适应能力和主动作用，以及他人的帮助或干预。

2. 诱因、表现与结果的复杂性

危机的发生常常是多因素综合作用的结果，而不是某一个因素单独造成的独特结果；不仅急性应激强度和长期慢性的心理压力与危机存在着关联，它们之间的相互作用也会带来影响；当事人的个人素质、所处的环境、社会支持系统等都是诱发危机的可能影响因素。总之，我们难以从简单的因果关系去分析危机产生的诱因。与危机相伴随的各种症状也是复杂多样，涉及当事人生活的各个方面。危机干预的效果也同样受到个体所处生活环境与自身资源条件等的影响，诸如家庭背景、支持系统和其他内外部资源等，它们直接关系到问题的解决和新的平衡的建立。

3. 成长的契机

身处危机的失衡状态，当事人一般都存在强烈或持久的焦虑情绪。这种情绪在困扰当事人的同时也存在正向意义，因为它导致的紧张、冲突为当事人的改变提供了内在的动力。可以说，危机在一定意义上是个体成长的契机或催化剂，它能够打破当事人原有的定势与平衡，在被唤醒的警觉反应中去寻求新的解决问题的路径与方法，如此过程也是增强自身对挫折的耐受性、提升适应环境能力的过程。但要注意的是，常常当事人会在焦虑情绪达到自己所能承受的极限时，因为强烈的生理、心理的痛苦与不适才会承认问题失去了控制，进而寻求帮助。事实上，当事人的求助欲望与问题的严重程度之间的关系呈现倒 U 字曲线，如果种种阻碍导致当事人没有伸出求援之手或者求助无门，危险就有可能发生。

4. 问题解决的困难性

帮助当事人摆脱危机、恢复心理平衡可以采用很多干预方法，也有很多成功的经验。一般较多运用简单心理咨询与治疗的方法，诸如支持、理解、家庭干预、认知干预、行为干预、情绪干预等，其中一些方法被称为短程疗法，更有围绕问题解决的危机干预策略。但是由于当事人陷入危机常常是多因素作用的结果，其中的一部分人处于沉疴已久的状态，难以找到普适、快速、有效的解决方法。而且处于痛苦中的当事人常常迫切想要迅速解决问题，虽然必要时需要进行药物治疗，但从心理与社会层面的康复难以仅凭药物而奏效。因此，问题解决的困难性是危机的特征之一。

5. 选择的必要性

无论是否承认，生活本身就是由一系列挑战与危机构成。面对危机，因为问题的紧迫性，当事人不可避免地要做出选择。选择面对，选择求助，选择尝试采取某种积极的计划与行动，这就为超越危机、恢复平衡、达成未来的成长与发展带来可能，因为，任何时候、任何情况下，一个人实际拥有的资源与支持者，一定比其意识到的要多得多。如果在危机中被动等待，甚至任其泛滥而无动于衷，其实也是一种选择，这就是放弃改变的任何可能，从长远而言只能是面对消极与破坏性的结果。

6. 普遍性与特殊性

之所以说危机具有普遍性，是指任何人、任何形式的危机都包含有当事人生活的失衡与解体状况；身处特定的情况下，没有人能够幸免危机的发生；纵观人的一生，没有人可以绝对确保个人应对机制永远有效而能幸免危机的发生。但是危机又具有特殊性，这是指即使同样面对环境事件，有的人能够有效地应对甚至摆脱战胜危机，有的人则不能。这里相关联的影响因素包括个体的机体特点、过往的生活经验、个性特征、个体的认知评价、个体的应对能力、个体的社会支持状况等。具体说来，这是指：个体的机体特点，在机体状态不佳的情况下对应激的反应更加敏感；过往的生活经验，曾经的适应不良或应付失败会导致愈加地难以承受；个性特征的不同，会影响个体面对应激而产生不同的耐受性；个体的认知评价，在对面临的应激与应对做出有意义的评价时，更可能动员自身内外部资源进行调整与适应，反之很可能放弃这种努力，最终导致心理障碍甚至心理失衡的发生；个体的应对能力，如果能够恰当地进行估计，更容易适应良好，反之，任何高估或者低估都可能导致挫折或自暴自弃；个体的社会支持状况多与寡会直接影响其应对危机的资源，也间接影响当事人对应激的认知评价和对自身应对能力的估计。

四、心理危机的表现

1. 心理危机演变的过程

卡普兰（Caplan，1964）在他的危机理论中将心理危机的形成和演变过程分为以下4个阶段。

（1）警觉阶段。遭遇到创伤性应激事件的当事人，感受到生活的突变或即将发生突变，内心原有的平衡被打破了，出现了警觉性提高的反应，情绪的焦虑水平上升，并影响到自己的日常生活。此时，为了抵抗应激反应带给自己的种种不适，恢复原有的心理平衡，当事人会采用自身惯常的应对机制做出行动。此时当事人很少有求助的欲望。

（2）功能恶化阶段。当事人经过努力与尝试，发现惯常的应对机制难以奏效，创伤性的应激反应不仅持续存在，而且生理与心理的问题表现不断加重甚至恶化，自身的社会适应功能明显损害或减退，于是当事人开始进行新的尝试以期摆脱困境。但由于过度的紧张焦虑情绪影响其理性的思考与有效的行为选择，很可能采取的应对方式是无效的甚至是错误的。此阶段的当事人即便开始有了求助动机，但那也只是他尝试错误的一种方式。

（3）求助阶段。在尝试错误的情况下依然没能有效地应对问题，当事人的情绪、行为与精神症状可能进一步加重，当事人在内心持续增强的紧张促使下进一步探寻一切可能的解决问题的途径与方式，以减轻心理危机和情绪困扰。此时常常可见当事人表现出强烈的求助动机，也可能采取一些超乎寻常的无效行动宣泄情绪。事实上，诸如无规律的饮食起居、酗酒、无目的地游荡等行为不仅无助于问题的解决，反而更加增加当事人的紧张程度与挫折感，使得其自我评价更低，且有害身体健康。此阶段的当事人最容易受到他人的影响和暗示，因而也是咨询师能够对当事人产生最大影响的时机。

（4）危机阶段。在经历了前面三个阶段之后如果依然没能有效解决问题，当事人可能会丧失对未来的希望和对自己的信心，甚至对生命的意义与价值产生动摇。强大的心理压力有可能触发曾被各种方式掩盖的内心深层冲突，有的当事人出现精神崩溃和人格解体，有的甚至企图以放弃生命的方式使自己摆脱困境和痛苦。此时，生命中重要他人的关怀、理解、支持和从事心理帮助的专业人员等的外源性帮助十分必要，通过帮助当事人加深对自己处境和内心情感的理解，逐步恢复自信与自尊，进而帮助其学习建设性地解决问题、摆脱困境。

2. 心理危机的表现形式

心理危机的表现形式多种多样，我们仅从常见的危机表现来加以描述。

（1）行为方面。心理危机的当事人多以不同于常人的行为方式表现出危机状态。这些反常的行为表现包括：逃避工作，逃避学业，或者工作、学习的效率与业绩明显下降，表现混乱糟糕；社交退缩，逃避与疏离，或者冲突加剧，抱有敌意，自责或者责怪他人；酗酒或者滥用药物；故意超越行为规范，甚至故意违法；不注意个人卫生，明显不关注对自己的照料，打破生活规律，尤其睡眠习惯改变；行为明显不同于大多数人或者自己以往的情形等。

（2）情绪方面。情绪是人与动物都具有的心理活动，是有机体对于客观事物是否符合自身主观需要而产生的态度和体验。心理危机的当事人在情绪方面的表现一般包括以下4种。

1）焦虑。莫名地紧张、担心、不安，总感觉有潜在的威胁存在，常常伴有心悸、出汗、胸闷、四肢发冷、震颤等植物神经功能失调的表现，严重的情况下还可能出现惊恐。如果焦虑泛化，可能影响个体在面临环境变化时的有效应对。

2）恐惧。表现出强烈的心慌、极度不安、逃避或进攻以及强烈的植物神经功能紊乱，且涉及具体的恐惧对象或者事件。恐惧中个体的意识、认知和行为均会发生改变，行为的有效性几乎丧失。

3）抑郁。表现为内心悲观失望、沮丧、冷漠，无助、无望感强烈，活动性、反应性降低，对任何人和事物都缺乏兴趣，过分伤感流泪，情绪易激惹、易怒或者过分冷淡，乏力，饮食和睡眠习惯都发生改变。抑郁常常是个体面临无法应对的困境和严重后果的情绪反应，它进一步影响个体对环境和自身的认知评价，消极的评价又可反过来加重抑郁。

4）愤怒。表现为对人或事情的反应超乎寻常，有语言或行为的暴力，并且可能伴有一系列的生理反应，诸如出现与愤怒相关的表情与姿态，血压升高、心跳加快，冲动明显，难以理性地对待人和事等。

（3）认知方面。心理危机的当事人常常表现出认知方面的失调。因心理失衡、心理挫败感强烈，当事人思维变得窄化和消极，使其对危机的认知常常与真实缺乏一致性，对危机的解释通常是夸大的，改变危机的想法随着危机程度的加剧而逐渐式微。可见，危机常常使得当事人认知功能遭受严重的损害，甚至可能达到认知功能障碍的程度，消极情绪又会与其负性扭曲的认知形成恶性循环，不断加剧认知的扭曲。

（4）生理方面。危机中的生理反应涉及全身各个器官与系统。危机中的当事人受到应激源的作用，通过植物神经系统、下丘脑—腺垂体—靶线轴和免疫系统调节着自身的生理反应，出现心跳加快、血压升高、通气量加大、血糖升高、中枢神经系统兴奋性增高等生理表现，出现"全身适应综合征"，特别是强烈的消极情绪会导致免疫系统的功能受到抑制。

学习单元 2　危机干预

一、危机干预的概念和目标

1. 危机干预的概念

危机干预是针对处于困境或者遭受挫折的当事人予以关怀和帮助的一种有效的心理社会干预方法。具体说来，危机干预指的是借用简单心理治疗的手段，帮助当事人，处理迫在眉睫的问题，恢复心理平衡，安全度过危机。

尽管大多数国家将此列为精神医学服务范围，但是危机干预的对象不一定是"患者"，以下都是危机干预的适用人群：由某一特别诱发事件直接引发心理失衡状态的人群；有急性的极度焦虑、紧张、抑郁等情绪反应或有自杀风险的当事人；因内外部原因近期丧失解决问题能力的当事人；求助动机明确并且有潜在能力改善的当事人；尚未从适应不良性应对方式中继发性获益的当事人。

2. 危机干预的目标

在当事人陷入混乱不安的状态时，通过危机干预这种积极主动影响其心理社会运作的历程，能够有效减少具有破坏性的生活事件带来的冲击，协助激活当事人明显的与潜在的心理能力与社会支持资源，以便能适当地应对生活压力事件与自身内在因素相互作用带来的结果。因此，具体说来危机干预的目的在于：帮助危机当事人获得生理、心理上的安全感，帮助减轻情感压力，缓解乃至稳定由危机引发的强烈的负性情绪，预防进一步的应激发生；帮助危机当事人组织调动其支持系统以应付需要，处理引起危机的特殊因素，减少出现慢性适应障碍的危险；帮助当事人恢复心理平衡与动力，对自己近期的生活有所调整，并学习到应对危机有效的策略与健康的行为，增进心理健康。

因此，危机干预目标通常包括公共卫生干预目标与医疗体系的危机预防目标，是干预性目标与预防性目标的整合。

公共卫生危机干预目标是：第一级，努力减轻当事人经历的危机状况；第二级，降低危机状态的严重性，缩短危机造成的功能受损时间，减轻或消除心理行为的功能失调状况；第三级，预防危机当事人在当下或在未来生活中的精神崩溃。

医疗体系危机预防目标是：第一级，针对特殊人群的预防性干预，以减少他们可能面对压倒性危机时的压力；第二级，针对群体或个人突然处于危机事件时所进行的选择性干

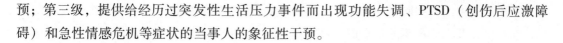

预；第三级，提供给经历过突发性生活压力事件而出现功能失调、PTSD（创伤后应激障碍）和急性情感危机等症状的当事人的象征性干预。

二、危机干预的理论

实施危机干预可以有很多不同的策略和技术方法，但是它们需要以一定的理论作为基础。在危机干预领域中，较为具有代表性的理论和模型包含以下 4 种。

1. 平衡模型

平衡模型实际上应该称之为平衡/失衡模型。该模型认为，危机中的当事人处于一种心理失衡状态，他们原有的应付机制和解决问题的方法失去了效用，难以满足他们当前的紧迫需要。危机干预的工作重点应放在稳定当事人的情绪，帮助其恢复到危机前的平衡状态。

平衡模型主要适用于进行早期的危机干预。在危机的早期，当事人极度茫然、混乱、无措，失去了对自己的控制，分不清解决问题的方向且难以做出适当的选择，此时的干预重点在于帮助其稳定情绪，直至达到相当程度的稳定性之前，都不适合也不能够采取进一步的干预举措。影响危机当事人心理平衡状态的打破及其恢复的因素包括对危机事件是否能有切合实际的知觉，是否拥有充分的情境支持，是否拥有充分的应付机制等。

2. 认知模型

危机干预的认知模型认为，危机导致心理伤害的主要原因植根于对事件和围绕事件的境遇的错误认知，而不是事件本身或与事件、境遇有关的事实。基于此观点，该模型的干预目标在于帮助危机当事人认清危机事件或境遇的真相，改变他们对此扭曲的观点与信念，从而重新获得思维中的理性和自我肯定的成分，进而实现对生活中的危机予以控制。

认知模型主要适合于危机稳定下来并回到了接近危机前平衡状态的求助者。在危机事件中，持续的、折磨人的处境使人衰竭，不知不觉之中推动着当事人对境遇的内部感知向着越来越消极、扭曲的方向发展，这种扭曲往往与危机的实际情境大相径庭，直到任何人都无法使他们接受危机情境中客观存在的某些积极因素。伴随着消极认知的发展，他们的行为也变得消极，最终在恶性循环之中导致危机情境见不到解决的任何希望。如果通过认知模型帮助当事人改变思维方式，尤其是通过认识其认知中的非理性和自我否定部分，发现、接受、反复强化巩固关于危机情境的积极思想，从而排挤掉原来的扭曲部分，于是他们的情绪和行为也会发生相应的转变并带来对危机局面的控制。

3. 心理社会转换模型

心理社会转换模型认为，人同时具有自然属性与社会属性，人是在遗传禀赋和特定社会环境中的学习经验共同作用的结果。个体一生都处在发展变化之中，作为个体变化背景的社会环境以及由此产生的社会影响也同样如此。因此，考察危机、干预危机时，个体内外部因素及其相互影响都应该成为关键的关注点。

危机绝不仅仅是个体的一种内部状态，它的产生既可能与当事人的内部因素诸如心理困难等有关，也可能与外部的社会及环境困境有关。在心理社会模型视角下，实施危机干预需要与当事人合作，评估其与危机有关的内、外部因素及其对危机的影响程度，进而帮助他们调整现有的行为、态度，学习充分发现或挖掘环境资源，并将适当的内部应付方式与社会支持、环境资源相结合，以获得对自己生活的自主控制。心理社会转换模型与认知模型一样，也主要在当事人的情绪有了相当的稳定程度之后方适合使用。

4. 折中的危机干预模型

折中的危机干预模型是指在危机干预的任务指向下，自觉而系统地从所有危机干预理论中汲取相应的概念与策略，并加以整合，以帮助到危机当事人。这种整合不关注理论概念的探讨，而是以危机干预的实际工作为导向，并在此基点上，关注如下几个方面：其一，分析所有危机干预体系中的有效成分，并将其整合成为一个内部一致的整体，以包容所有需要阐述的行为资料；其二，分析所有相关的理论、方法和标准，以形成一个综合模式，用以对临床资料加以评价处理；其三，不拘泥于任何理论，以开放的态度去检验那些在实践中获得成功的方法和策略。

折中的危机干预模型将两个看似对立、实则并不排斥的普遍主题融合在一起。第一个主题是所有的人和所有的危机都是独特的；第二个主题是所有的人和所有的危机都是类似的。独特性是因为每个人都是独一无二的，不同个体即使遭遇同样的危机情境也可能产生不同的反应，针对不同人群、不同应激情境做深度拓展，发挥干预的特异性效果，这是必须关注的；类似性是因为所有特殊而具体的危机都具有普遍的共性成分，危机干预的一般指导原则依然必要和有效。折中的危机干预模型强调针对不同阶段、不同的危机当事人，将不同的干预模式、支持资源加以整合，使干预的效果达到最佳水平。

三、危机干预的技术

专业人员实施危机干预可以有很多途径，主要包括：便捷、匿名、经济仅有声音信息传递的热线电话危机干预；建立各种自助组织以获取心理支持、普及心理卫生知识以提升公众意识、识别高危人群、预防危机产生不良后果的以社区为基础的危机干预；现场通过面谈进行倾听、评价及干预的现场面谈危机干预。实施危机干预还可以建立由心理咨询师、精神科医护人员、社会工作者、志愿者等相关人员组成的危机快速反应服务组，在危机发生时进入现场提供有效的危机干预服务。

危机干预的主要技术分为四大类：沟通技术、支持技术、干预技术、提供应对技巧及社会支持。

1. 沟通技术

心理咨询师与当事人建立关系、探寻问题、寻求改变，这一切都伴随彼此之间逐步深入的交流过程，因此，沟通技术是心理咨询过程中不可或缺的、最为基本的专业技术之一。对于危机干预而言，咨询师与危机当事人能否通过良好的沟通建立信任、合作的治疗同盟关系也是能否实现有效干预的最为基础的前提条件，因为达不成如此的前提，危机干预以及有关的处理策略就难以得到贯彻实施，干预的效果很大程度上受到制约和影响。

影响人际沟通的因素很多，不仅涉及心理学，还涉及社会学、文化人类学、生态学、社会语言学等诸多方面。在治疗性的咨访关系之中，尤其在帮助当事人恢复心理平衡的危机干预过程中，更加强调危机干预工作者应注意以下几个问题：一是尽力消除内外部的各种干扰，以免影响双方的诚恳沟通与表达；二是避免双重的、矛盾的信息交流，从言语、非言语等一致的信息传递过程中达到良好沟通的目的；三是避免给予危机当事人过多的不切实际的承诺，因为专业人员的能力资源毕竟有限，言过其实容易让人感觉不真诚；四是避免运用过于专业的、难以被一般人理解的术语进行沟通交流，毕竟交流的最基本的目的是让对方能够理解含义所在；五是具备必要的自信，以在干预过程中能把握必要的机会，有力量去改善、促进当事人的自我内省、自我感知。

2. 支持技术

通过为危机当事人提供心理支持，帮助其表达内心的积郁，感受到来自于危机干预工作者的共感、尊重与温暖、真诚、积极的关注、无条件的接纳，获得必要的指导和保证，必要时运用环境改变或转介精神卫生医疗机构以获得必要的医疗资源帮助，使得当事人的失衡的情绪恢复稳定。

支持技术主要包含以下几种：①倾听。倾听是心理咨询的基本、核心技术，也是危机干预支持技术的最为基本的内容。倾听要求危机干预工作者以认真、投入、理解、换位体验思考的态度对待当事人，尽可能多地去获得对方想要表达的信息与真实内含，使当事人感受到危机干预工作者对其的关怀与理解。②减轻痛苦。鼓励当事人通过表达自己的情绪来减轻苦恼，合适的内心情感的表达对情绪宣泄、情绪稳定和缓解心理逆境具有一定的作用。③解释与指导。以当事人能够理解的方式就其对自己、对他人与环境的扭曲认识进行解释，尤其要聚焦于帮助其认识自身关于自杀观念的误区。此时的解释与指导避免过多就自杀原因进行分析，避免进行深入的心理教育，这是在危机解除之后康复过程中才可能面对的任务。

3. 干预技术

干预技术也称为问题解决技术，这是一种融合了认知、情绪、行为干预的综合方法。通过聚焦当事人面对的现实与心理困境，通过解决问题的技术，帮助其提高适应水平，学会应对困难与挫折的一般方法，渡过当下的危机，也有助于危机后的适应，这是危机干预的重要目标。

干预技术在实施时应注意：①提供心理支持本身包含干预功能。主动倾听，热情关怀，鼓励当事人表达内心情感，通过解释与指导使其理解目前的境遇和觉知扭曲的认识，帮助当事人看到希望、提高信心，鼓励当事人自我帮助并愿意努力寻求社会支持，这些都有助于当事人走出危机。②有步骤的问题解决技术旨在帮助当事人通过应对问题逐步看到、恢复和巩固发展自身的应对问题的能力，恢复心理平衡，并不强调改变长期存在的人格问题。

4. 提供应对技巧及社会支持

在当事人遭遇过度的应激事件时，诸如突发的严重的天灾人祸，或是由丧失、适应、冲突或者激烈的人际纠纷所带来的激烈的情绪波动，难以用通常的应对方式去处理问题，此时需要危机干预工作者帮助当事人拓展自己的思路，发现和学习一些积极有效的应对技巧。同时，调动一切可能调动的社会资源给予危机当事人支持和帮助，比如，来自当事人家庭、朋友、同事、社会组织等的支持。尤其是面对突发的灾难，当事人如果得不到足够的社会支持，罹患创伤后应激障碍的可能性便会增加，反之亦然。

四、危机干预的步骤

可能引发危机的急性应激因素有很大的不同，个体在生活当中遭遇的慢性应激因素更是千差万别，再加上个体的独特的个性基础，当事人所面对的各种危机不可能一概而论，更难以提供简单划一的应对方式。但是，危机干预工作者还是希望能够有一个相对简单明了且行之有效的危机干预模型。下面介绍的危机干预六步骤（Gilliland，1982）就是一个被广泛运用的危机干预模型，它将各种有效的危机干预策略整合到解决问题的全过程，可用于帮助多种类型危机的当事人。

1. 确定问题

这是一个问题界定的起始步骤。此时需要专业人员运用积极倾听的技术，去理解和确定当事人面对困境所认知的问题，即从当事人的角度探索并界定其问题的性质。如果没有对当事人的共情、理解、尊重、真诚、积极关注、无条件地接纳等基本的态度，就难以以当事人同样的方式感知、理解其危机情境，准确贴切的评估就无从谈起，随后所有的干预也将是无的放矢，不具任何意义。可以说，危机干预工作者能否很好地运用倾听技术是能够有效实施危机干预的基本点所在。

2. 确保求助者的安全

这是危机干预的第二个步骤。尽管这里将确保求助者安全置于危机干预的第二个步骤，事实上，它是危机干预的首要目标，而且必须贯穿危机干预的始终。这里所说的安全，指的是当事人无论在身体上还是在心理上，如若存在着对自己或者对他人与社会造成危险的可能性，危机干预工作者需要尽最大努力去降低这种危险，尽力保证安全。评估当事人的安全风险，采取各种有效措施努力确保安全，在危机干预工作中最为基本和重要，因为生命一旦丧失，其他都将无从谈起。确保求助者的安全需要采取各种有效的措施，此时还需要正当泄密。

3. 给予当事人支持

这是危机干预的第三个步骤。在危机干预过程中，最为直接的给予当事人的支持来自于危机干预工作者。因为陷入心理失衡状态，当事人事实上缺乏或者难以感知到自己存在的支持资源，自觉孤立无助，此时来自于专业助人者的心理支持非常重要甚至至关重要。一般来说，专业人员与当事人不存在相识、相知的关系，因此，单单靠着危机干预工作者的言语保证，很难被当事人接受，需要强调专业人员与当事人的沟通交流，使当事人深深感受到自己被理解、被尊重、被关注、被无条件地接纳，确信危机干预工作者就是一个愿意也能够给予自己支持的人。

4. 共同探寻可变通的应对方式

这是危机干预的第四个步骤。此前三个步骤的侧重点在于倾听，自此及以后的三个步骤则更多地侧重于干预。严重受创而陷入危机的当事人常常思维变得窄化，能动性下降，难以看到或难以判断自己所拥有的可能的选择机会，一些深陷绝望的当事人甚至认为自己已经陷入绝境、无路可走。此时的专业人员需要帮助当事人一起去探寻可变通的应对方式，并且去验证当事人的哪些应对方式会更加可行、有效。作为专业人员，可以协助当事人从以下几个角度去思考探究：①外部支持。这是指当事人自身以外，在其过往以及当下已经或者可能给其帮助资源的人。即便当事人一时看不到，但并不等于外部支持绝对不存在。②应付机制。这是指通过专业人员的帮助，协助当事人去探寻为了摆脱困境自己可以采取的行动，以调动自身与外部的资源去应对危机。③积极的、富有建设性的思维方式。认知扭曲常常是危机当事人心理失衡的重要原因与结果。帮助当事人重新审视自身面对的危机情境，改变自己对问题的不合理的想法，可能减轻与缓解当事人的激烈的应激反应。

5. 制订行动计划

这是危机干预的第五个步骤。失去心理平衡的危机当事人即便通过专业人员的协助探寻到对自身而言有意义的可变通的应对方式，要把想法付诸行动还是一个艰难的过程，因为情绪的波动、动机与动力的不足或动摇等都是可能的阻力。因此，危机干预工作者与当事人共同协商，制订出切合危机干预目标的切实可行的行动计划，帮助当事人恢复情绪平衡，是一个必要、重要的步骤。这里需要注意的是：①行动计划需要与当事人共同商讨制订。不能使得当事人感觉自己的权利、独立与自尊被剥夺，感觉计划是被强加的，否则不仅可能导致计划实施过程中的阻力，也可能导致当事人对专业人员的依赖。②实施计划的过程中要有支持者。这个支持者无论是个体、团体还是其他相关机构，都要能够在当事人实施计划过程中提供必要的帮助、支持。③提供应对机制。这里所说的应对机制是指当事人能够立即着手去做的事情。如果行动计划所涉及的内容不切合当事人的实际，或是其现实能力难以达成的行动，更将使当事人产生挫败感。

6. 给出承诺

这是危机干预的第六个步骤。此步骤可以视作第五个步骤的自然延伸，第五步的任务完成得是否满意与第六步的顺利实施直接相关。获得当事人对于执行行动计划的诚实、直接、恰当的承诺，表达认真履行行动计划中的具体内容的决心，会对当事人积极、建设性的行为改变带来进一步的推力。

专业人员在此过程中特别要关注持续评估当事人的控制性与自主性是否在逐步恢复，因为干预的目标就是在于帮助当事人重新获得对于生活的控制感。因此，贯穿危机干预始终需要进行评估，它以行动为导向，以情境为基础，是一个积极果断、主动连续的过程，从评估到倾听再到行动，以帮助当事人恢复到危机之前的平衡状态。

五、危机干预中的职业伦理

心理咨询作为一种专业助人工作，除了需要专业人员具备专业的知识、技能外，还需要恪守助人的专业伦理，因为它是助人专业工作的核心价值所在。在危机干预中，面对丧失了心理自主性与控制性的危机当事人，专业人员的责任特别重大，因为任何的干预措施不当或无效都可能导致当事人生命的丧失，所以对于专业人员而言，专业工作将更具复杂性、紧迫性和挑战性，这可能给专业人员带来较大的压力，尤其需要专业人员认真践行伦理守则，达到助人的专业伦理要求，同时获得必要的心理支持与帮助。

1. 心理危机干预工作者的专业素质

心理危机干预工作者的主体就是心理咨询师。他们在危机干预的专业工作中，不仅需要具备从业的基本素质，诸如道德素质、学习能力、反省能力、诚实品质等，还因为在危机干预中的特殊作用与角色需要，要求其具有以下特殊专业素质：一是具备较为丰富的生活经验。这些在复杂生活经历中磨砺、成长的自身积累，不仅有助于回应危机当事人的不同需求，还可能使专业人员在危机面前表现得成熟、坚韧，有助于专业人员配置自己的心理资源，更好地帮助危机当事人。二是具有镇定的心态。面对失控的当事人，心理咨询师自身要保持冷静，努力使情形处在自己可控的状态，这就为当事人恢复心理平衡创造了理性、稳定的氛围。三是敢于面对挑战。专业人员能够不拘泥于自己过去的经验，能够挑战自己，这对情绪力量十分缺失的当事人颇具意义。四是照顾好自己的身心需求。危机干预工作需要专业人员有充沛的精力，自身尽力保持完好的状态十分重要。五是具备迅速反应的能力。危机干预中时间因素非常关键，需要专业人员迅速对变化的问题做出反应和处理。六是拥有较好的换位思考能力。心理咨询师在危机干预中面对表现出不同态度与行为的当事人，需要保持文化敏感、情境敏感和个体敏感，从而为有效干预奠定基础。

2. 关注和关心危机当事人

对于有自杀风险的危机当事人，心理咨询师应当表现出真诚的关心和积极的心理支持，帮助当事人树立生的希望和机遇，有效避免自杀的风险。相反，如果专业人员缺乏对危机当事人足够的关注与关心，很可能带给当事人更甚于其自身心理疾患的影响与威胁。可以说，关注与关心危机当事人是危机干预中最需要强调的专业伦理要求。

关注直接的言语警告，心理咨询师对任何当事人的关于自杀意愿的表达需予以高度重视；自杀企图、遗书或自杀计划，对于当事人说来，越是有详尽具体周密的呈现越是危险；暗示性言语和行为征兆，这是相当一部分当事人在实施自杀前可能有的表达；抑郁情绪和绝望，这是与自杀问题密切关联的危险因素或催化因素；精神疾患或酒精依赖，如此的人群自杀率显然高于普通人群；性别与年龄、种族与宗教、健康与生活状况，流行病学研究提示的特点、规律应引起心理咨询师的特别关注；认知与情感冲动，因为思考容易走极端、情绪缺乏自控性，常常与自杀的高风险有关联；应激性的生活事件，在自杀风险中也是需要关注的重要激发因素。

3. 危机干预中的保密问题

心理咨询是一个较为特殊的服务领域。前来求助的当事人大都具有一定隐私性的心理问题。作为心理咨询重要的专业守则之一的保密原则，能够帮助来访者建立对心理咨询师的信任，能够帮助咨询过程顺利进行，能够为咨询获得成效提供必要的保证。心理咨询的保密原则强调，心理咨询师有责任保护寻求专业服务者的隐私权，同时认识到隐私权在内容和范围上受到国家法律和专业伦理规范的保护与约束。心理咨询师在心理咨询与治疗工作中，有责任向寻求专业服务者说明工作的保密原则，并严格践行。

但保密原则的应用也存在限度。当发生下列情形时保密原则是例外的：当心理咨询师发现寻求专业服务者有伤害自身或伤害他人的严重危险时，有义务、有必要采取措施防止危险情况发生；当寻求专业服务者有致命的传染性疾病等且可能危及他人时，与之经常接触者或可能与之接触的不特定人有权知晓这一事实；未成年人在受到性侵犯或虐待时，心理咨询师有向对方合法监护人预警的责任。

危机的一个主要特征就是潜在的暴力行为的突然爆发。如果有明确的线索表明危机当事人有自伤或伤人的意图，保密问题的性质就发生了根本的变化。此时，为了当事人的利益，也为了他人与社会的利益，专业咨询人员必须正当泄密，将当事人的意图告知相关部门或人员，或者告知当事人意图伤害的对象，并调动相关资源、采取有效措施，尽最大可能防止当事人将潜在的暴力行动付诸现实。

4. 危机干预工作中必要的督导

危机干预工作容易出现职业倦怠。危机干预工作是有价值的、助人的专业工作，同时也是一份可能耗损自身心理能量的工作。危机干预需要专业人员全情地投入，而具有较高的敏感性、同理心、富有理想的专业人员也常常更多地高度忠诚、奉献于助人的事业。然而，危机干预工作者也容易在专业工作中产生倦怠。如果他们因对自身应有的权利、应负的责任缺少明确认识而角色模糊，因外在要求与自身的价值观不协调而产生角色冲突，因承担过重任务而角色超载，因缺少社会支持而感觉孤立，因没有获得期待的认可而缺乏成就感，因工作中决定权的受制而感觉缺乏自主性，这些都可能产生职业倦怠。因此，需要帮助专业人员获得不断的心理支持，构建彼此的互助，增强对职业倦怠的自我认识，以获得更多的心理能量来保护自己，同时能够更好地帮助当事人。

危机干预工作容易出现替代性创伤。危机干预专业人员在助人的过程中，可能被当事人的内在经验所影响，间接感受到当事人的创伤性体验，进而出现类似症状的现象，这就是替代性创伤。替代性创伤尤其是在长期深入地与当事人或极度受创伤的当事人接触的危机干预专业人员身上更容易出现，它可能永久改变专业人员的心理建构，给专业人员带来影响。为减少替代性创伤，需要危机干预专业人员关注以下几点：①提升自身的自我保护意识；②建立必要的专业设置，保持应有的界限；③保证必要的休息与调整；④建立自身的良好支持系统，尤其是来自于自身专业团体的情感支持；⑤保护自己的感觉通道，以少受或免受创伤的侵扰，避免不必要的伤害。

鉴于上述原因，在危机干预工作中需要为专业人员提供必要的心理督导，其作用在于：促进危机干预工作者的个人成长，达成较高的心理健康水平，从而能够有效地担负起助人的责任；在督导互动中有效帮助专业人员提高干预技能，进而能够提升专业人员工作中的自我效能感；帮助专业人员修正、调整干预策略，以有效助人；在专业人员出现心理问题时提供帮助，减少创伤，修复健康。

危机干预的督导具体可以在以下两个方面开展：一是组织培训学习，及时总结工作，调整干预方案，在专业人员能够承受的工作量的限度之内部署后续工作；二是以伙伴协同的方式开展工作，为专业人员提供必要的物质满足与心理支持，定期轮班调整，关注评估专业人员自身的心理状态，通过各种方式帮助专业人员恢复健康，必要时及时撤离现场。

第二节　自杀及其干预

 学习单元 1　自杀的概念和流行病学研究

　　自杀被社会普遍认为是重大的公共卫生问题，是一种对人身安全危害极大的问题。据不完全统计，全世界每年有近 100 万人死于自杀，大约每 30 秒就有一人自杀身亡，是世界人口前 10 位死因之一，因此世界卫生组织称"自杀是一个全球性的悲剧"。

一、自杀的概念

　　学术界对自杀学领域的术语、定义和分类系统一直存在很大的争论，并且每个术语都有数种甚至数十种别称。下面主要介绍目前自杀学研究领域的一些术语、定义。

1. 自杀的含义

　　人们从多个角度定义过自杀（suicide），有的从生物医学角度下定义，有的从心理学角度下定义，有的从社会学角度下定义。自杀学研究学者给出了数十种定义，比较典型的定义有以下 4 种。

　　（1）不少学者把自杀定义为一种疾病。认为自杀是一种疾病，它符合世界卫生组织有关疾病的定义，并且具有其独特的病因学、诊断学、治疗学、护理学、流行病学、预防学、分类学等完整的内容。自杀者往往有生物学异常（体内生化和神经递质的改变）、心理学异常（精神类疾病）、社会学异常（人际关系、角色冲突）等诊断依据。依此定义，自杀学是精神病学、行为科学及社会科学结合的学科，是以自杀现象作为研究对象的多学科综合研究的交叉学科。

　　（2）现代社会学的奠基人、"自杀学"的创始人法国社会学家埃米尔·迪尔凯姆（Emile Durkheim，1858—1917）于 1897 年著有《自杀论》一书，其中提出的自杀定义是：

由当事人积极的或消极的行动直接或间接导致的死亡都可以称为自杀，且当事人知道这样的行动会导致死亡。埃米尔·迪尔凯姆将自杀分为四类：利他性自杀（altruistic suicide）、利己性自杀（egoistic suicide）、失范性自杀（anomic suicide）、宿命性自杀（fatalistic suicide）。

（3）《不列颠百科全书》（1999年国际中文版）的定义是：自杀是指一个人自愿或故意伤害自己生命的行为。该定义落脚点是"行为"，强调了个体致死的动机。世界卫生组织（2004）将自杀定义为：自杀是自发完成的、故意的行动后果，行为者本人完全了解或期望这一行动的致死性后果。

（4）自杀的定义各有侧重点。有些学者认为任何造成自我伤害的行为都是自杀，有些学者强调只有在死亡愿望的支配下，自己采取行动，并导致了死亡的结局才能称为自杀。然而，在自杀预防的工作中，却必须从"行为者本人意愿"的角度来定义自杀。也就是说，不管有没有导致死亡，只要存在故意伤害自己生命的行为后果，就应该列入自杀的范围，作为自杀预防的目标。

综上所述，尽管学者从不同的角度定义了自杀，但其基本特点都包括：自杀导致死亡；自杀是故意的；自杀是自我采取行动或针对自我的；自杀可以是间接的或被动的。

2. 自杀意念

自杀意念（suicidal ideation）是指个体有体验自杀行为的动机及趋势，个体由于某种原因打算自杀的一种心理活动，具有持久性、隐蔽性、广泛性和偶然性，是自杀未遂和自杀死亡者一种早期的心理活动。

自杀意念是偶然体验的自杀行为动机，个体想过实现此目的，但没有采取具体的行动。探讨自杀意念时，需要描述自杀意念出现的频度、强度和持续时间，并以此为依据评估其自杀意念的严重性，即其想死的程度。个体有自杀意念时，可以伴有具体的自杀计划，也可不伴有具体的自杀计划。

3. 自杀态度

自杀态度（suicide attitude）不是一个严格的术语或概念。一般认为，自杀态度是个体对自杀现象等所持有的一种具有持久性与一致性的心理倾向性。自杀态度有的很可能是在不良心境下一过性的心理表现，但在情绪低落时，个体很可能否认过去一贯的自杀态度，而将当时的认识归结为一贯的看法，而心境好转时这种看法又会消失。例如，抑郁症患者就会认为死是最好的解脱。社会对自杀的评价影响着个体在面对挫折时考虑自杀的可能性，进而影响到个体的自杀态度。

4. 自杀未遂

自杀未遂（attempted suicide）是指以死亡为目标的有意毁灭自我的行动，但并未导致死亡。由于这种分类具有非特异性，因此并不精确，不能界定非完全性自杀的故意或致死性的程度。所以，需要将自杀未遂分为两种情况：决心自杀而未死，非致死性蓄意自伤。根据自杀未遂行为发生的次数，可分为首次自杀未遂和反复发生的自杀未遂（≥2次）；根据其致命程度，可以分为接近致死性的自杀未遂和不太致命的自杀未遂。

5. 与自杀相关的其他术语

（1）自杀交流（suicidal communications），即通过言语、书信、艺术作品或其他方式直接或间接地表达自杀想法或者伤害或杀死自己的意图。自杀交流中表达的自杀计划越具体清晰，打算采用的自杀方式越致命，说明其自杀的危险性越大。

（2）自杀威胁（suicidal threats），即威胁或扬言要自杀，其意图是改变他人的行为。在临床工作和日常生活中，如遇到此种情况，应认真对待，因为他们在达不到自己目的的情况下实际采取自杀行为的危险性很高。

（3）自杀姿态（suicidal gesture），一般指个体有自杀意图，且身边有自杀工具，但未实施自杀行为。如个体准备跳楼自杀，并亲自到楼顶徘徊很久但最终未选择跳楼。有学者将目的是乞求帮助而非死亡的蓄意自伤归为自杀姿态。

（4）自杀倾向（suicidal tendency），其包括自杀想法、意念、计划、自杀未遂和自杀死亡。即包括所有与自杀有关的行为和想法，如安乐死亡、自杀未遂、有具体计划的自杀意念、无具体计划的自杀意念和自杀交流等。

（5）蓄意自伤（deliberate self-harm），又称自伤，是指故意对自己的身体造成伤害的行为。它可以是一种呼救行为或威胁行为，试图以此摆脱困境，有自我伤害的意愿，但并不真正想死，采取的行为导致死亡的可能性很小，通常不造成死亡。自伤一般以女性多见，自伤者可伴有抑郁心境，但一般无自杀意念。国外有研究证实，约10%的蓄意自伤或有自杀企图者最终自杀身亡。

（6）自杀行为（suicidal behavior），在美国国家自杀预防策略中将自杀想法、言语或文字、威胁、计划、未遂、自伤和其他可以察觉到的自我伤害行为均列入"自杀行为"这一概念中。但一般说来，自杀行为仅包括自杀死亡和自杀未遂。

（7）自杀高危人群（suicidal high-risk groups），指比一般人群自杀率高的人群，他们具备一项或多项自杀危险因素，个体具备的危险因素越多，自杀的危险性越高。该人群在自杀预防中需重点关注。

二、自杀的流行病学研究

1. 国外自杀流行病学

自杀在全球都是一个严肃的公共健康问题。相关统计显示：发达国家自杀率超过发展中国家，欧洲高于美洲、大洋洲和非洲。自杀率高的国家有匈牙利、丹麦、俄罗斯和立陶宛等，每年 30/10 万左右；相对低的有冰岛、西班牙和希腊等，少于每年 5/10 万。斯堪的纳维亚地区、德国、奥地利以及一些东欧国家，自杀率均在 25/10 万以上，根据这些国家地理上的联系，将之称为"自杀带"。在亚洲，日本的自杀率一直较高，每年在 30/10 万以上。

自杀率近年来呈现出较快的上升态势。随着社会的高速发展，人们的生活节奏越来越快，心理压力日趋增大，自杀事件不断增多。虽然国际上自杀的统计数据差别很大，但都揭示出过去数十年全球自杀率表现出上升的趋势。据世界卫生组织（WHO）的统计，1950—1995 年，世界范围内男性自杀率大约增长了 49%，女性自杀率大约增长了 33%（世界卫生组织，1999）。其中青年人的自杀率上升最快，自杀已经进入青年人死因的前三位。2002 年，联合国政策协调和可持续发展署指出，估计全球每年有多达 120 万人自杀。研究显示，除了自杀死亡者以外，至少有自杀死亡者 10 倍的自杀未遂者心理危机严重到需要救治的地步，这些自杀未遂者的自伤行为常导致不可逆的残疾。

世界卫生组织在 2000 年公布的全球自杀身亡者不同年龄段的构成比例表明，全球 15~44 岁年龄段自杀者人数超过总自杀人数的 25%。世界卫生组织的统计还表明，在全世界范围内随着年龄的增高，自杀率明显增高，老年人自杀率一直保持最高。每 10 万人口中，5~14 岁男性的平均自杀死亡率为 0.9，而 75 岁以上男性的平均自杀死亡率为 66.9。

当然，对于近年来全球自杀率的增长应综合分析、审慎看待。其一，1950 年的数据仅来自 21 个国家，到 2000 年，数据来源增至 130 个国家；其二，随着时代的进步，对死亡原因的分类更加科学、细致，被确认的自杀更多；其三，自杀问题，越来越受到各国的重视，并倾向于对自杀率加以报告。

2. 国内自杀流行病学

我国的自杀率主要来自卫生部主管的死因登记系统（样本约为总人口的 10%）和中国疾病预防控制中心主管的疾病监测系统（样本约为总人口的 1%）。根据《中国统计年鉴》公布的数据，1987—1989 年中国自杀率依次为 17.56/10 万、17.8/10 万和 17.07/10 万，1993 年国内 7 个地区精神病学统计调查结果显示，中国的自杀率为 22/10 万。据中国预防医学科学院统计，1988—1992 年全国每年约有 19 万人自杀。

2002 年，费立鹏教授等根据卫生部死因登记系统 1995—1999 年的死亡率数据推算出中国总的自杀率为 23/10 万，自杀死亡占全部死亡人数的 3.6%，是第 5 位重要的死亡原因。2007 年年初，北京心理危机研究与干预中心发布《我国自杀状况及其对策》报告，其中的数据显示：中国每年有 28.7 万人死于自杀，200 万人自杀未遂，中国每两分钟就有

1 人自杀死亡，8 人自杀未遂。中国与世界平均自杀率（10/10 万）相比，高出 2.3 倍，成为世界上自杀率较高的国家之一。如计算绝对数字，那么世界上 20% 的自杀发生在中国。自杀正在成为我国越来越重要的公共卫生问题，这一点开始成为全社会的共识。

相对于其他国家而言，中国的自杀有其独有的特征：一是农村高于城市，中国农村的自杀率是城市的 3 倍。二是女性高于男性，中国是世界上唯一报道女性自杀率比男性自杀率高的国家，中国女性的自杀率是男性的 1.25 倍，在农村年轻女性中这一比例更高。三是年龄特征总体呈现双峰形，第一个自杀高峰为 15～34 岁，第二个高峰为 60 岁以上。青年人的自杀显得格外突出。如 1987—1989 年，中国 15～24 岁青少年自杀者占自杀身亡总人数的 26.64%，25～34 岁的青年自杀者占自杀身亡总人数的 18.94%。1998 年全国卫生统计资料表明，造成 15～34 岁年龄组死亡的前 3 位死因分别是：自杀、交通事故、恶性肿瘤，自杀是 15～34 岁人群第一位死因，占相应人群死亡总数的 19%。

近几年中国自杀率呈下降趋势，自杀者在性别构成上趋向于男高女低，自杀率的城乡差距有所减小，但是得到公认的是农村自杀率仍然远远高于城市，自杀率存在 15～34 岁的年龄高峰。

 学习单元 2　自杀的相关因素

一、人口与生物学因素

1. 人口学因素

（1）年龄。一般来说，自杀率随年龄递增而增高，男女皆如此，尤其是女性更为明显。老年人（大于 65 岁）和年轻人（15～34 岁）自杀风险率高。国内有关资料表明，老年人的自杀率明显高于青年人，尤其是老年男性；在农村地区，65 岁以上老年男性的自杀率高达 100/10 万～160/10 万。

（2）性别。在国外，自杀常见于男性，大约为女性的 3 倍。WHO 统计全世界男性的自杀死亡率约为 24.7/10 万，女性的自杀死亡率约为 6.9/10 万，世界范围内男性的自杀死亡率明显高于女性。但在中国农村地区，20～24 岁的女性自杀率高达 40/10 万，明显高于男性，其原因目前尚在探讨中。

（3）婚姻状况与社会阶层。自杀在单身、独居、离婚或丧偶者中常见。丧偶对老年人来说是一个重要的危险因子。一项婚姻状况和男性自杀的研究发现，丧偶对成年人来说影响最大，而离婚对老年人的危险性最大。这种危险部分是因为独居，而独居又是与自杀密切相关的危险因子。不同的社会阶层，自杀率也不相同，社会底层的自杀率最高，其次是社会高阶层，自杀率最低者为介于两者之间的中间阶层。

2. 遗传学因素

家系调查、双生子研究和寄养子研究表明，自杀行为具有家族聚集特征。有自杀行为的青少年的家庭大都有过自杀事件的发生。在生命周期的任何时候，家族中有自杀史者的自杀可能性更大。因此，许多学者认为自杀行为与遗传基因有关，并且自杀的遗传独立于精神疾病的遗传或与精神疾病共同影响自杀。

分子遗传学研究表明，自杀未遂者和自杀死亡者的 5-羟色胺（5-HT）功能下降，其血小板和大脑的 5-HT 转运体接合位点的密度下降，而突触后 5-HT1 或 5-HT2 受体密度上调，脑脊液中 5-羟吲哚乙酸（5-HIAA）水平下降等，为自杀的分子遗传学研究提供了依据。自杀的候选基因首选与 5-HT 合成、失活、作用、转运等过程相关的酶或受体基因，如色氨酸羟化酶基因、5-HT 转运体基因、5-HT 受体基因、单胺氧化酶基因等。通过对 5-HT 系统基因的研究，已发现一些令人鼓舞的结果。未来有关自杀分子生物学方面的研究方向将聚焦探索基因表型的变化与行为之间的关系。这项研究的最终目的是在了解自杀生物学因素的基础上，使临床工作者能更科学地筛选出自杀的高危人群、更有针对性地提供治疗方案。

3. 躯体疾病

许多躯体疾病都可以增加自杀的危险性。癌症、艾滋病、烈性传染病等让人感到深深的恐惧，进而可能导致一部分人最终选择自杀。躯体疾病的慢性化、功能障碍及预后不良等因素与自杀密切相关。多数因罹患躯体疾病而自杀者，在自杀前半年内都会向医务人员咨询有关躯体疾病的情况，但他们很多人不会用语言直接表达自己的自杀意图，甚至掩饰他们的抑郁情绪。

严重的疼痛、毁容、功能丧失等躯体症状可能促使患者产生厌世的想法，患者自杀率高于一般的人群。国内研究报道，自杀者中有严重躯体疾病者占 5% ~ 19%。癫痫、肝硬化、肢体伤残、慢性肾衰竭、青少年糖尿病、系统性红斑狼疮等疾病，除了给人带来巨大痛苦之外，治疗这类疾病还需要一个长期的过程，要花费较高的医疗费用，这些常使患者不堪忍受，因此可能采取自杀的方式来结束这种痛苦的体验。

二、社会和环境因素

1. 负性生活事件

负性生活事件指让个体感到痛苦和苦恼的事情，伴有焦虑、抑郁等消极情绪体验。负性生活事件是促发自杀行为的关键因素。与自杀密切相关的负性生活事件通常有：一是人际冲突，包括家庭、团体、亲友、婚恋之间的矛盾冲突，其中家庭矛盾和婚恋矛盾尤为突出，我国自杀诱因大部分来自家庭矛盾；二是角色冲突，如退休后一旦离开原来的工作岗位，转变角色后不能适应，导致自杀；三是战争失败、商业破产、政治迫害、债务重压等，个人强烈愿望无法实现。

研究显示，大多数人在自杀之前经历过负性生活事件。负性生活事件是导致自杀的一个方面，是激发因素；自杀者内在的因素也起着重要的作用，同样的事情对有的人来说是负性生活事件，而有的人对此没有感到痛苦，就不构成负性生活事件。生活事件与以下个人因素有着复杂的联系：性别、年龄、生活方式、应对方式、个人缺陷、精神障碍、物质滥用情况等。个体因素在自杀过程中起着非常重要的作用，自杀者往往认为所遇到的问题是无法忍受的、不可避免的、无休无止的；自杀个体的情绪功能过度敏感，缺乏情感调节，忍耐性差，行为往往具有冲动性；对遇到的问题期望短期内解决，不能发现解决问题的其他方法，把自杀作为一种最好的解决方式。长期的精神压力会破坏人体内环境的稳定，在某种人格基础上极易产生精神障碍，加上强烈刺激，将导致自杀行为发生。

2. 社会支持缺乏

社会支持是 20 世纪 70 年代提出来的心理学专业词汇，即个人在自己的社会关系网络中所能获得的、来自他人的物质和精神上的帮助和支援。社会支持系统能帮助个体减轻心理应激、缓解紧张状态、提高社会适应能力。社会支持来自家庭成员、亲戚朋友、团体小组、组织和社区等，是个体经历被爱、有价值感和他人所需要的一种信息，是一种在社会环境中促进人类发展的因素。社会支持能减少灾难性生活事件造成的精神伤害，帮助维持情感的完好状态。对自杀未遂者的访谈显示，其社会支持比无自杀行为的个体要差。

自杀死亡者不能创造和维持较好的社会支持系统。当一个人的社会支持缺乏，如离婚、人际关系不好、缺乏家庭和朋友的理解与支持等，在困难和压力面前就会感到孤独、无助，进入自我封闭的小圈子，失去自我价值感。若持续下去，伴随着社会支持系统的缺陷，个体可能产生生不如死的念头，进而采取自杀行为。

3. 家庭功能失调

家庭不和睦、母子关系恶劣及家庭缺少温暖等因素可能与自杀行为有关。在我国，家庭纠纷是导致自杀的主要原因之一，尤其是农村人群自杀死亡的最主要原因。有学者分析了 278 例自杀未遂者自杀的原因时发现，家庭矛盾占全部自杀原因的 52%。有研究显示，我国因婚姻家庭纠纷自杀者占全部自杀人数的 52.87%，尤以女性为甚（占 70% 以上）。这可能与中国受传统的婚姻、家庭观念影响有关，一旦家庭的稳定性受到破坏，就会引起激烈的反应，感到生存价值受到威胁而采取自杀行为。

家庭系统的紊乱是造成个体自杀的重要原因。家庭结构的混乱、家庭成员间缺乏沟通、家庭角色的冲突与混淆，以及无法应对家庭内部发生的改变，如家庭成员的死亡、子女结婚、父母离婚等，将会使家庭成员中的某些个体无法应对，导致自杀的发生。心理剖析研究考察了青少年自杀行为，强调了家庭功能失调带来的危险。对于小于 16 岁蓄意自伤的孩子来说，他们中有一多半人因父母离异或分居而生活在单亲家庭中。一项研究发现，虽然有的被试并非来自破碎家庭，但仍有大约 1/4 的被试家庭不稳定，1/4 的家人有自杀行为，1/2 的被试存在家族精神病史。父母关系破裂也是一个重要因素，占 44.4%。迪尔凯姆认为，正像家庭是一个避免自杀的强大因素一样，家庭的构成越牢固就越能避免自杀。

4. 文化与宗教

社会习俗对自杀有一定的影响。不同国家人群间自杀行为有很大差异，这可能与文化观点的差异有关。如丹麦社会普遍认为自杀是个人权利，故该国自杀率高；日本自杀率近年有所下降，可能与日本社会不再认为自杀是一种受人尊重的行为有关。

世界上四大宗教都反对自杀，因此这些宗教的教徒们自杀率很低。传统上宗教被视为文化的母体，天主教比基督教自杀率低，伊斯兰教、佛教的自杀率亦低。如约旦和以色列虽为邻国，但因信仰不同，自杀率也相差显著。约旦信奉伊斯兰教，该教禁止自杀，认为生命是真主给的，信徒无权毁掉，在 1980—1985 年的平均自杀率仅为 2.1/10 万。另外，伊斯兰教国家成婚率高，离婚率低，甚至独身或单独居住率也低，这些与自杀率低均有关。而以色列信奉犹太教，1992 年自杀率达 7/10 万。迪尔凯姆认为：宗教之所以使人避免自杀的欲望，不是因为宗教用某些特殊的理由劝告他人重视自己的身体，而是因为宗教是一个社会，构成这个社会的是所有信徒所共有的、传统的因而也是必须遵守的许多信仰和教规，这些集体的状态越多越牢固，宗教社会的整体化也越牢固，社会内聚力越强，就越具有预防的功效。

但是，邪教欺骗可能促使人们自杀。世界上有些邪教团体利用教徒们对宗教的信仰，通过灾难恐吓和前景诱惑吸引教徒，使之集体自杀，例如：1978 年圭亚那琼斯镇 914 人服用含氰化物饮料自杀死亡；1991 年墨西哥 31 人在教堂集体自焚；1993 年美国得克萨斯州 81 人集体放火自杀；1997 年美国南加州 39 人服毒自杀；2000 年乌干达 470 人集体自焚；而前些年我国邪教信奉者自杀死亡人数亦有近千人。这类自杀与洗脑后精神被控制或被胁迫有关。

5. 政治动乱

政治动乱导致的信念破灭、个人遭受到重大身心伤害或其他重大损失，均可导致自杀行为的产生。我国"文革"十年动乱期间，知识阶层人士的自杀率可能是历史上最高的。苏联解体后，俄罗斯及各加盟共和国的自杀率急剧上升，俄罗斯达 41/10 万（1995），白俄罗斯 28/10 万（1993），乌克兰 23/10 万（1992），爱沙尼亚 39/10 万（1995），哈萨克斯坦 32/10 万（1995），拉脱维亚 39/10 万（1995），立陶宛 45/10 万（1995）。

6. 自杀方式易实现性

容易获得自杀工具或自杀的方式容易实现使得自杀的可能性增高，我国农村妇女较高的自杀率就与农药的易获得有很大关系。因此，减少环境中自杀工具的可获得性是预防自杀的有效措施之一。

三、个人心理因素

1. 自杀态度

一般认为，自杀态度是个体对自杀现象等比较稳定的心理倾向性。20 世纪 50 年代，研究者开始致力于自杀态度的研究，从而在自杀学研究中开辟了一个新的研究领域，丰富了自杀干预及预防的研究。但这项研究尚未形成比较成熟的理论。

Domino 等人（1982 年）从 3 000 个条目中筛选出 100 个条目编制了自杀态度的调查问卷，对以大、中学生为主的社会群体进行自杀态度的调查，其结果引起了众多学者的关注，推动了关于自杀态度的研究。此后，不断有其他学者编制了自杀倾向的多相态度调查问卷，专门针对青年学生的自杀态度进行了更加深入的调查和研究。我国从 20 世纪 90 年代开始自杀态度的研究，研究不多，比较一致的结论是，不同人群对自杀行为可能持有不同的态度，自杀态度对自杀意念有显著影响。

2. 人格特征

自杀与人格因素之间关系的研究，是近年关于自杀行为影响因素的主要研究内容之一。有学者应用洛夏墨迹测验、主题统觉测验和明尼苏达多项人格检查表等人格评定方法，对自杀意念进行研究，取得了一些进展。也有学者应用艾森克人格问卷进行调查研究，发现自杀未遂者在神经质和精神病质方面得分较高，说明自杀行为与一定的人格基础有关。多项研究的结果表明：具有敏感多疑、内向退缩、自卑抑郁、依赖性强、自我中心、易走极端的人格倾向，以及好胜要强、期望过高、攻击性强的人格倾向，容易在挫折面前产生自杀意念甚至自杀行为。

在对自杀者的研究中，冲动性是一个备受关注的特征。冲动性是引起自杀的重要人格因素，半数以上的自杀未遂者声称至少在事前一小时未想到自杀，自杀往往是在"一时冲动"或"一念之差"下付诸行动的。非致死性自杀行为多为冲动性的，而高致死性的自杀行为则多具有较高的攻击性和敌意。几乎所有的研究都发现，相当一部分未遂自杀是未经策划因冲动而发生的，并常常伴有较多的攻击感以及较多的紧张情绪和不满，一旦冲动产生，并找到可利用的自杀工具就足以激发自杀行为。

Teresa 等（2000 年）对大学生完美主义与自杀意念之间的关系进行了研究，结果是有自杀意念的大学生在完美主义上的得分显著高于没有自杀意念的学生，说明完美主义人格特征容易让人产生挫败感，可能是导致大学生自杀的一个重要因素。

3. 自我概念

自我概念（Self-Concept），即一个人对自身存在的体验。它包括一个人通过经验、反省和他人的反馈，逐步加深对自身的了解。自我概念由态度、情感、信仰和价值观等组成，贯穿整个经验和行动，并把个体表现出来的各种特定习惯、能力、思想、观点等组织起来。自我概念一旦形成就很难改变，并且内涵丰富，对个体的思想、情绪与行为都具有非常广泛的影响。

国内外都将自我概念作为心理健康标准中一项重要的指标，一致认为客观的自我评价、积极的自我悦纳、健康的自我形象是心理健康的重要标志之一。自我概念一直是心理学研究的热点问题。自我概念的发展与心理健康高度相关，遗憾的是，目前关于自杀行为与自我概念的相关研究却相对较少，其主要结论是低自我评价容易导致自我伤害及增高自杀的风险。这种倾向性的观点说明自我概念有可能成为个体自杀态度的促发因素。

4. 精神疾病

近年来许多研究证实，90%以上的自杀死亡者至少患有一种精神障碍。精神疾病可影响个体控制自己行为的能力，影响分析问题和解决问题的能力，影响对自杀行为后果的认知。特别是抑郁症和精神分裂症患者受幻觉、妄想的支配，对抗自杀意愿的能力明显下降甚至完全丧失。危险因素调查结果表明，曾患有精神分裂症或抑郁症是导致个体自杀意念形成的重要危险因素。多数研究认为：情感障碍自杀的长期危险性估计为15%，精神分裂症的自杀率估计是 5%~10%，厌食症等神经症患者的自杀危险性约为7%。

抑郁障碍共病焦虑障碍将会增加病人自杀的危险性。临床上抑郁与焦虑似乎是同源性障碍，常合并存在。临床研究发现，抑郁障碍共病严重焦虑症状是预测自杀的近期指征，而既往有自杀企图和自杀观念则是预测自杀的远期指征。已有前瞻性研究提出，下列共病症状是预测抑郁病人近期自杀的指征：有严重的精神性焦虑；有惊恐发作；有中度酒精依赖病史；有明显的失眠；严重的悲观绝望。有研究揭示：约15%的抑郁症病人最终选择自杀身亡。

酒精和药物依赖也使自杀危险性增大。酗酒、吸毒等物质滥用在企图自杀者中很常见。人们在企图自杀前或自杀期间经常酗酒，这增加了死亡的可能性，无论男性还是女性在自杀过程中都可能有酗酒现象。酒精依赖自杀最危险的年龄为40~50岁，这类人平均饮酒年限为 20 年。精神活性物质滥用者自杀多在 40 岁以下，尤以 30 岁以下最常见。研究发现部分自杀的青少年有物质滥用史，特别是酒精和毒品合并滥用，这类物质导致的冲动往往成为自杀者的致命诱因。

 学习单元3 自杀风险的评估

一、自杀风险的评估方法

对自杀风险的评估可以通过晤谈法、行为观察及心理测验来进行。

1. 晤谈法

晤谈法（interview）是一种有目的会晤，它是临床工作者在从事评估和心理治疗时的一种基本技术。评估晤谈是在一系列评估之前用来了解个体基本情况的手段，是收集资料最简单而又重要的方法，也是在制订治疗计划时所不缺少的步骤。晤谈可提供其他手段不可获得的信息，没有晤谈材料，大多数心理测验是无意义的。晤谈也是在测量中建立彼此信任的合作关系的重要手段，其在心理诊断中所起的作用很大程度上取决于晤谈者的技巧和敏感性。对有技巧的晤谈者而言，晤谈可收集其他方法难以获得的资料，是理解个体心理、心理诊断和评估预后的重要工具。

晤谈是心理诊断治疗中最常用的技术，包括心理评估晤谈、心理咨询和治疗晤谈。心理评估晤谈目的是评估来访者适应能力的水平、来访者问题的性质、问题的历史、诊断和有关的家族史。达到这些目的的技术，彼此不完全相同，但大多数晤谈者使用某种有一定结构的辅助手段，如核对表（晤谈内容清单），以便保证所有有关的领域都不致遗漏。希瑞尔总结了自杀风险评估中的六个有效的晤谈技术，分别是行为事件技术、淡化羞耻技术、小心假设、扩大症状、具体否认和正常化技术。

2. 行为观察法

行为观察法是评估者在一定条件下，有目的、有计划地对被试的行为进行观察、记录，以判断其心理特点的心理学研究方法。在心理评估中主要观察来访者晤谈和测查过程中的行为表现，通过观察可以对人形成初步印象，这种印象对晤谈的方向和测验的选择具有指向性作用。如果有观察提纲或者评定量表，观察内容固定、术语定界明确、评定等级客观，获得的信息就系统可靠。观察还可分自然观察和控制观察。前者是在不加控制的情况下对人的行为进行观察，其中有直接的，即观察者与被观察者直接接触；有间接的，即通过某些记录和检验手段，如录像、录音，取样本做实验室化验等。控制观察是指在控制着各种变量的情况下进行观察，主要看条件变化后，被观察者行为改变的情况。

3. 心理测验法

心理测验是根据一定的法则和心理学原理，使用一定的操作程序把人的认知、行为、情感等心理活动予以量化。心理测验是心理测量的工具，常用的方法是量表法（问卷法）。用于自杀危险评估的量表很多，如贝克抑郁量表（BDI）、贝克绝望量表（BHS）、汉密尔顿抑郁量表（HRSD）、自杀态度问卷（QSA）、自杀意念量表（SSI）、自杀可能性量表（SPS）、多维态度自杀倾向量表（MAST）等。这些量表又可分为自评量表和他评量表。

自杀是一个小概率事件，预防自杀的措施和手段的效果非常有限，其中一个重要原因即在于难以准确地对个体的自杀行为进行评估和预测。多年来，研究者更多关注于如何研发新的测评工具。但筛查不能作为危机评估唯一的、主要的方式，而只是提供有用的辅助信息，自杀评估要综合各方面的因素来考虑。

二、自杀各因素评估

1. 自杀危险因素分级

自杀企图可以是近期发生的，也可能是以前发生的。自杀观念可以持续数年，或只是最近才出现。对于精神障碍患者，临床医师必须询问病人是否有自我伤害想法的存在。如果存在，则必须评估临床状态以及其他危险因素。自杀危险因素分级见表5—1。

表5—1 自杀危险因素分级

等级	自杀危险因素
一级（精神疾病—医学）	严重精神疾病（抑郁症、精神分裂症、药物滥用）共病焦虑或人格障碍、严重躯体疾病，绝望感、失眠合并焦虑 既往自杀未遂（企图） 交谈中流露出想死/自杀的观念（直接或间接） 家庭成员中有自杀死亡者（生物学或社会学"遗传"） 5-羟色胺系统调节异常，低胆固醇，抑郁症期间，DST异常（地塞米松抑制试验）
二级（心理—社会）	童年期负性生活事件（分离、虐待、失去父母等） 隔离、独居（离婚、分居、丧偶等） 工作失去，失业 严重急性负性生活事件 吸烟
三级（人口学）	男性 青少年和青年男性，老年（男女） 易感季节或周期（春季/初夏、经前期等） 少数群体（自杀者亲属、灾难受害者、双性恋、同性恋倾向者等）

费立鹏等学者对国内自杀人群及自杀未遂者的人群研究发现，高危人群存在明显的特征。根据这些特征，可以筛选出自杀高危个体，有针对性地介入，预防其自杀的发生。中国人独立的自杀危险因素，按重要性由大到小排列如下：

（1）死前两周抑郁严重程度。

（2）有自杀未遂史。

（3）负性生活事件导致的急性应激强度。

（4）自杀前一个月内的生命质量。

（5）自杀前两天内发生激烈的人际冲突。

（6）自杀前一年内负性生活事件产生的慢性心理应激。

（7）朋友或熟人有过自杀行为。

（8）有血缘关系的人有过自杀行为。

（9）农民、家庭主妇、退休、失业者。

（10）自杀前 1 个月内的社交活动很少。

尽管中国的自杀特征和西方国家有很大的不同，但自杀的危险因素的相似之处多于不同之处。

自杀的危险因素之间有协同效应。抑郁程度重、有自杀未遂史、负性生活事件导致的急性应激强度和慢性心理应激大，以及生活在家人、亲友或熟人有自杀行为的环境，是中国主要的自杀危险因素。上述多种危险因素同时存在，自杀的可能性就会明显增大。

2. 自杀危险性的评估

这种评估包括两个方面：一方面，需要评定自杀企图者是否存在生命危险，即自杀、自伤、冲动攻击行为等发生的可能性。这一水平的评定至关重要，因为牵涉到生命的存在与否。另一方面，需要评定自杀企图者是否已丧失原有的社会角色能力、是否与周围环境疏远或隔绝，或者离开原先所处的自然社会环境。一般来说，这一水平的评定可由专业人员或经过培训的咨询工作者完成。

必须注意，对自杀者的检查评估应该尽量在短时间内迅速做出，以便及时干预和抢救。具体来说，包括自杀的严重程度和相关的危险因素两个方面。如果自杀企图者已有详细的自杀计划或准备实施时则应考虑密切监护，收住精神科病房不失为安全措施之一。自杀危险性评估的分数越高提示自杀的危险性越高（见表5—2）。

表 5—2　　　　　　　　　　　　　**自杀危险性评估表**

与自杀企图有关的事项	
1. 孤立	0 身边有人伴随 1 附近有人或保持联系（如通过电话） 2 附近无人或失去联系
2. 时间	0 有时间给予干预 1 不大可能有时间干预 2 几乎不可能有干预的时间
3. 警惕被发现和/或干预	0 不警惕 1 被动警惕，如回避他人，但并不阻止他人对自己的干预（一个人待在房间，但却不锁上门） 2 不与帮助者联系或不告知他
4. 在企图自杀期间或之后有想得到帮助的行动	0 有自杀企图时能告知帮助者 1 有自杀企图时与帮助者保持联系但并不特别告知他 2 不与帮助者联系或不告知他
5. 预料死亡期间的最后行动	0 没有 1 不完全的准备或设想 2 制订了明确计划（如更改遗嘱，提取保险金）
6. 自杀遗书	0 没有写遗书 1 写了遗书但又撕毁 2 留下遗书
自我报告	
1. 病人对致死性的陈述	0 认为他的所作所为不会对他构成生命危险 1 不能确定他的所作所为是否对他有生命危险 2 坚信他的所作所为将对他构成生命危险
2. 陈述的意图	0 不想去死 1 不能肯定或者不能保证继续活着还是去死 2 想去死
3. 预谋	0 感情冲动的，没有预谋 1 对自杀行动考虑的时间不足 1 小时 2 对自杀行动考虑的时间不足 1 天 3 对自杀行动考虑的时间大于 1 天
4. 对自杀行为的反应	0 病人很乐意他被抢救脱险 1 病人能确定他是感到高兴还是后悔 2 病人后悔他被抢救脱险

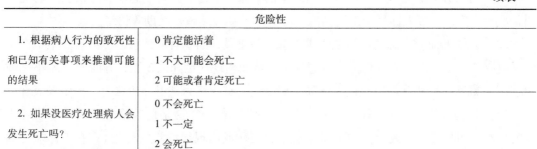

危险性	
1. 根据病人行为的致死性和已知有关事项来推测可能的结果	0 肯定能活着 1 不大可能会死亡 2 可能或者肯定死亡
2. 如果没医疗处理病人会发生死亡吗？	0 不会死亡 1 不一定 2 会死亡

注：评分达到或超过 10 分提示有较高的自杀危险性。

巴特尔（Battle）等已经确认了大量可以帮助危机工作者用来评估潜在自杀危险的危险因素。一个人无论何时具备以下因素中 4～5 项危险因素，危机工作者都应认为这个人正处在自杀的高危时期。

（1）求助者有自杀家族史。

（2）求助者曾有自杀未遂史。

（3）求助者已经形成一个特别的自杀计划。

（4）求助者最近经历了心爱的人去世，离婚或分居事件。

（5）求助者的家庭因损失，个人虐待，暴力或求助者遭受性虐待失去稳定。

（6）求助者陷入特别的创伤损失而难以自拔。

（7）求助者是精神病患者。

（8）求助者有药物和酒精滥用史。

（9）求助者最近有躯体和心理创伤。

（10）求助者有失败的医疗史。

（11）求助者独居并与他人失去联系。

（12）求助者有抑郁症，或处于抑郁症的恢复期，或最近因抑郁症住院。

（13）求助者分配个人财产或安排后事。

（14）求助者有特别的行为或情绪特征改变，如冷漠、退缩、隔离、易激惹、恐慌、焦虑或社交、睡眠、饮食、学习、工作习惯的改变。

（15）求助者有严重的绝望或无助感。

（16）求助者陷于以前经历过的躯体、心理或性虐待的情结中不能自拔。

（17）求助者显示一种或多种深刻的情感特征，如愤怒、攻击性、孤独、内疚、敌意、悲伤或失望。

3. 临床表现的评定

自杀者的临床表现包括情绪、认知、行为和躯体症状 4 个方面。

（1）情绪方面。当事者往往表现出高度的紧张、焦虑、抑郁、悲伤和恐惧，对前途感到悲观和失望，部分人甚至会出现恼怒、敌对、冲动、烦躁、无助等情绪。

（2）认知方面。在急性情绪创伤或自杀准备阶段，当事者的注意力往往过分集中在悲伤反应或"一死了之，一了百了"的想法中，从而出现记忆和认知能力方面的"缩小"或"变窄"，判断、分辨和做决定能力下降，部分人会有记忆力减退、注意力不集中等表现。

（3）行为方面。当事人往往会有一些"反常"行为，这是危险信号。具体来说：出现突然的、明显的行为改变（如中断与他人的交往或出现很危险的行为）；有工作能力的下降、兴趣的减退和社交技能的丧失等抑郁的表现；莫名其妙地将自己珍贵的东西送人；有条理地安排后事；频繁出现意外事故；饮酒或吸毒的量增加等行为。

（4）躯体症状方面。相当一部分当事人在危机阶段会有失眠、多梦、早醒、食欲下降、心悸、头痛、全身不适等多种躯体表现。部分病人还会出现血压、心电生理及脑电生理等方面的变化。

4. 家庭和社区（周围环境）的评定

人是具有社会性的，个人问题的产生除了考虑其自身特有的因素之外，还要考虑到其所处的周围环境，其中包括家庭、朋友、同事、社区整体的文化背景、教育程度、宗教及政治、经济等诸多因素。因此，家庭及有关社会支持系统的评定有助于在干预过程中更好地调动一切可能的积极因素来帮助当事者。表5—3简列了自杀者及其家庭环境的一些特征；表5—4呈现了与自杀风险相关的家庭和社会环境评估。

表5—3　　　　　　　　　　　自杀者及其家庭的特征

自杀者及其家庭环境	特征
自杀者	病人可能感到无助和害怕父母拒绝 病人可能感到缺乏关爱和无价值 病人不能适应改变和不能忍受分离 青少年期便常常有非致死性的想法和行动 自杀行为可能是一种乞求帮助
家庭环境	没有条理性 刻板和"死水一样" 不稳定 回避冲突 家庭成员角色分解不清 家庭内部关系不平衡 过分保密 家庭成员之间沟通困难，缺乏表达 凝聚力缺乏

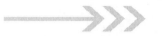

表5—4	自杀者的家庭和社会环境评估	
增加自杀风险的环境	高风险	低风险
缺乏社会支持	离婚或丧偶	已婚
工作情况	失业	有工作
社会经济地位降低	缺乏个人成就感	高成就
家庭不和睦	人际关系冲突	稳定的关系
家庭暴力	社会隔绝	有孩子
最近生活压力事件	人际关系差	社会支持良好
儿童时期遭受性虐待或身体虐待	家庭暴力	咨访关系良好
	性虐待	家庭支持好
	身体虐待	没有受到虐待

三、自杀评估常用量表

用于自杀风险评估的量表很多，包括自评量表和他评量表。自评量表因使用操作简便而应用较多。他评量表需要受过训练的人员来操作应用，常在临床机构使用。

自评量表在自杀评估中应用较多，一些来访者在自我报告式的量表测验中更愿意谈论自己的真实想法。有研究表明，自我报告式的量表测验与面对面的交谈所揭示的信息具有很高的一致性，只是在关于最近的自杀意念问题上，来访者在自我报告式的测验中揭示的信息更多。

对自杀风险性的评估还要看个体的意图、致命性、冲动性和动机。对意图的评估包括自评量表测验和自杀现场的标记。然而，部分自杀行为通常都来得非常冲动，因此也就使评估非常困难。自杀行为经常和突如其来的情况有关，如某一事件或所处环境给个体造成了危机。个体的自杀行为可能是突然爆发，也可能在心中酝酿了许久。对自杀的耻辱感可能导致个体提供虚假的情况或不愿透露个人信息，针对此，有学者建议采用投射测验法进行人格评估，进而发现自杀意念，常用的有洛夏墨迹测验和主题统觉测验，但投射测验的信效度仍值得商榷。

目前应用比较广泛的自杀评估量表主要有以下6种。

1. 贝克抑郁自评量表

贝克抑郁量表（Beck Depression Inventory，BDI），由美国学者Beck编制于20世纪60年代，是美国最早的抑郁自评量表之一，后被广泛应用于人群流行病学调查。BDI虽不是一种诊断量表，但作为自评量表其总分能充分反映个体的抑郁症状及其严重程度，它主要适用于具有一定文化基础和水平的人群。Beck 本人认为该量表在美国人群中具有较好的信度和效度。国内学者郑洪波等研究认为，BDI 在中国人群中亦有较好的结构效度和信度。该量表经过多次修订，现已发展出 13 个项目的版本，具有简洁、高效等特点。其既可用于筛查抑郁症，也可用于患者抑郁严重程度的评价。

2. 贝克绝望量表

贝克绝望量表（Beck Hopelessness Scale，BHS）为一个 20 项自评量表，用于评定悲观程度。量表涉及绝望的几个侧面：对未来的感受、失去动力和失去期望。在测量的过程中，患者可能会表现出一些悲观的陈述，或者否定乐观的陈述。研究表明，BHS 分数和抑郁观念、自杀意图呈显著正相关，该量表可预测最终自杀情况。

3. 自杀态度问卷

肖水源等编订的自杀态度问卷（Suicide Attitude Questionnaire，QSA），是国内使用较多的一个测量自杀态度的量表，该问卷包括 29 个测定项目，分别测定对自杀行为性质的态度、对自杀者的态度、对安乐死的态度和对自杀者家属的态度，共 4 个维度。

北京心理危机研究与干预中心近年编订的自杀态度问卷，共 47 个条目，包括 7 个分量表（自杀未遂与自杀死亡的相似性、自杀的不可预防性、自杀的不可自我控制性、对自杀的歧视、对自杀的正性态度、自杀能改变他人行为的程度、自杀的社会重要性）和 3 个基本的自杀学知识条目。7 个分量表及其项目内部一致性和重测信度较好。

4. 贝克自杀意念量表

贝克自杀意念量表是国外临床和研究常用的评估工具，有两个版本。一个是由经过培训的临床医务人员使用的半定式他评量表（Scale for Suicide Ideation，SSI），另一个是在此基础上发展出来的自评量表（Beck Scale for Suicide Ideation，BSSI）。Beck 等最初用 SSI 来评估精神疾病患者目前计划和希望自杀的强度、持续时间和具体特征。它由 19 个条目组成，每个条目有 3 个选项（分别计 0~2 分），总分范围 0~38 分。得分越高，自杀危险性越高。此量表有主动自杀意愿（10 个条目）、具体计划（3 个条目）和被动自杀意愿（3 个条目）3 个因子。剩余 3 个条目不归入任何因子。在自杀高危的精神疾病患者中，它的内部一致性和评定者之间的一致性高，但少数条目与总分的相关性低，如条目 13（自杀的条件或机会）、18（自杀之前的安排）和 19（隐瞒自杀想法）与总分的相关系数 < 0.130。它的并行效度、结构效度和判别效度不理想。

为了让 SSI 使用起来更方便以及适合准专业人员使用，Miller 等对 SSI 进行了修订：对每个条目增加了标准化的提问方式；对条目顺序进行了标准化；修改了评分标准，既评估范围又评估具体特征；设定前 4 项为筛查条目，以决定是否继续评估；根据量表内部一致性以及与临床专家评估的相关性选定最后的量表条目。修订后的自杀意念量表（Modified

Scale for Suicidal Ideation，MSSI），用于评估最近 1 年与自杀倾向有关的症状。由 18 个条目组成，其中 13 个为 SSI 中的原条目，5 个为新增条目；每个条目计 0～3 分，总分范围 0～54。同样是得分越高，自杀危险越高。MSSI 为半定式访谈问卷，由准专业人员使用，量表内部一致性、评定者之间一致性、并行效度、结构效度和判别效度均好。

5. 自杀可能性量表

自杀可能性量表（Suicide Probability Scale，SPS）专门用于对儿童和青少年自杀风险进行评估，主要由四个因子构成：绝望感、自杀意念、消极自我评价、敌对。SPS 总量表和各分量表的一致性程度较高，重测信度和分半信度也比较理想，在效度方面，SPS 能很好地区分有自杀企图的儿童、精神病儿童和正常儿童。SPS 也被用于对成人和大学生自杀风险的评估，但其因素结构还有待进一步的研究。

6. 多维态度自杀倾向量表

多维态度自杀倾向量表（Multi-Attitude Suicide Tendency Scale，MAST）由 30 个项目组成，一共有 4 个因子：对生命的热爱、对生命的拒绝、对死亡的热爱、对死亡的拒绝。各分量表都有令人满意的内部一致性系数。使用多维态度自杀倾向量表对美国青少年自杀行为进行研究，表明该量表能够将临床自杀青少年与正常控制组青少年区分出来，说明该量表具有较高的区分效度。

通过对上面介绍的自杀评估工具的分析，可以看出，它们主要是从两个角度对自杀风险进行评估：一是直接评估被试的自杀意念和自杀行为，二是从自杀的风险因素出发对被试的自杀风险或可能性进行评估。通过临床心理解剖法研究和跟踪研究，许多导致自杀的高危因素已被研究者鉴别出来。虽然有些因素具有短暂性和特殊性，但仍然可以找到一些普遍的、关键的因素，对这些因素的评估可以很好地帮助临床医生和心理辅导人员识别那些自杀高危人群。同时，这种测量具有间接性，不直接指向自杀问题，因而更容易得到被试的合作。

学习单元4　自杀预防

自杀预防是一项系统工程，需要专业工作人员、家庭和社会的共同参与。对专业人员来说，对自杀风险进行准确评估，将有关自杀的知识传递给社会，对已经诊断为具有高自杀风险的人群采取相应的治疗措施，是专业人员的重要工作内容。对家庭和社会来说，给自杀者提供必要的关怀和帮助、减少对自杀的误导、限制自杀性工具的使用，将能大大改进自杀的预防工作。

1999 年，世界卫生组织首先发起了全球性预防自杀的行动，其目的是：持续降低自杀行为的发生频率，重点是发展中国家和社会经济转型中的国家；及早确认、评估并消除导致年轻人自杀的危险因素；提高全民对自杀的认识，对有自杀想法的人和尝试自杀行为的人提供精神社会支持，同样也对自杀者或尝试自杀者的亲朋好友给予心理支持。

一、自杀预防的困难

一些因素可能带来自杀预防的困难：对自杀的耻辱感带来的自杀隐秘性；自杀仍然属于小概率事件；难以准确地对个体的自杀行为进行评估和预测；自杀预防过程中存在的误解等。

在许多文化中，人们认为自杀是一种耻辱、罪恶、懦弱、自私以及具有操纵性的行为。自杀会给家人和朋友带来羞辱和罪恶感，不仅整个社会这样看待此问题，有过自杀想法的人同样如此，这使得那些具有自杀想法的人产生社会隔绝、自我贬低以及自我否认的感觉。这种文化意识使得与自杀相关的表达因受到压制而更加隐秘。很多自杀者并没有寻找帮助，也没有告诉别人他的自杀计划，甚至当被问及时也不透露。

自杀是一个小概率事件。自杀是相对罕见的行为，自杀未遂比自杀死亡的概率要高得多（约 20 倍）。并且自杀意念（有想死或者自杀想法）更加普遍，自杀（如想死的念头和计划如何实施）可以是一天里出现的非常强烈的冲动，也可以是持续较长时间的一般的念头。因此，许多具有自杀想法的人和一些自杀未遂者不会死于自杀，而一些自杀完成者可能死于难以预测的冲动。从整个社会中筛选自杀患者是一件非常困难的事。

评估自杀风险是一项较复杂的事情。施耐德曼曾说：在当今社会，自杀干预存在的最主要瓶颈，不是如何补救，而是如何进行诊断和鉴别，因为有许多为人们所熟知并且卓有成效的治疗流程来针对各种不同的自杀情况。诊断鉴别当事人是否存在自杀倾向以及自杀倾向的危险程度，一直都是很困难的事情。自杀作为一种复杂的社会现象，不同的学者有不同的分类。不同的个体所呈现出的自杀现象有独特性，因此，对自杀个体的鉴别和诊断是一项系统且非常困难的工作，临床评估主要依靠两个方面：一方面是专业工作人员的临床经验，通过工作人员直接向当事人询问有否自杀意念和自杀打算，并结合一些高危因素，来判断当事人是否为自杀倾向高危人群；另一方面是通过呈现给病人自我报告式量表等评估工具，让其在无须直接面对他人的情况下进行自我测试。

在自杀预防过程中，要注意消除普遍存在的误解，见表5—5。

表 5—5	有关自杀的误解
误解	原因
与想自杀的人讨论自杀将诱导其自杀	事实上一般应该和可能自杀的人讨论自杀。与一个想自杀的人讨论自杀将帮助其面对，愿意花时间重新获得控制感
威胁别人说要自杀的人不会自杀	事实上大量自杀死亡者曾经威胁过别人或者对他人公开过自己的想法
自杀是一种不合理的行为	事实上从自杀者的角度看，几乎所有采取自杀行动的人都有充足的理由
自杀者都有精神疾病	事实上仅有少部分自杀未遂者或自杀完成者患有精神疾患。他们中大多数人是有抑郁、孤独、绝望、无助、被虐待、受打击、深深的失望、失恋或者别的情感状态的正常人
自杀发生在家族中，具有一种遗传倾向	事实上相当一部分自杀是习得的或者是情境性的
想过一次自杀，就会总是想自杀	事实上大部分人只是在他一生中的某个时候产生自杀企图。他们大多数人能从短时的威胁中恢复过来，学会适应与控制，长久地生活，使自己的生活丰富多彩，免受自我冲突的威胁
一个人自杀未遂后，自杀危险可能结束	有自杀问题的当事人再度出现自杀的可能比一般人高很多，因为自杀可能是该个体面临困境时的习惯性应对举措
一个想自杀的人开始表现慷慨和分享个人财产，表明这个人有好转和恢复的迹象	事实上大多数想自杀者在情绪好转后，才有精力开始做出一定的计划，安排他们的财产。这种个人财产的安排有时类似于最后愿望与遗嘱
自杀总是一种冲动性行为	事实上自杀有些是冲动行为，另一些则是在仔细考虑之后才实行的

二、自杀预防的要素

自杀是一种可以预防的公共卫生问题。个体所处环境是否存在危险因素与保护因素，决定了个体是否会失去把握自己生活状态的能力，决定了其结果是自杀完成、自杀未遂还是仅仅表现为自杀的想法。自杀行为的发生与危险因素有关，还与保护性因素有关。因此，自杀预防就是要降低自杀的风险因素，还要增强其保护因素。

1. 降低个体自杀的危险因素

（1）降低自杀易感性。有自杀家族史的人，可能存在自杀易感性。因此，早期发现个体的易感性，创造愉快的人际接触、温暖的亲友情感、健康向上的生活环境，对自杀易感个体重点关注，可降低个体自杀的危险。

（2）减少负性生活事件的累积效应。单一生活事件往往无法对个体产生致命性的影响。但如果心理危机得不到有效化解，就会逐渐累积达到个体可承受的底线。因此，必须帮助个体增强处理事件的能力，学会灵活的思维模式，掌握调控自己情绪的方法，及时处理消极情绪。

（3）限制工具的可及性。预防自杀的一种现实策略就是控制自杀工具。有些企图自杀的人在使用一种自杀方法被限制后，可能就不再寻求其他方法自杀，特别是那些因为一时冲动而自杀的人。具体的方法有：由国家有关部门（如卫生部、农业部、公安部等）加强对剧毒物品（如各类农药、老鼠药）的限制和管理，加强对安定类药品及其处方的管理，加强枪械刀具管理，加强农药的无毒化研制、家用煤气的无毒化处理，加强对高危地点（如高楼、高压电源处等）的防范等。

（4）呼吁媒体谨慎对待自杀行为。大多数研究结果证实，通过模仿可学习自杀行为。目前，各类媒体对自杀的报道和描述越来越多。例如，电影对自杀行为的描述就很普遍。研究显示，电影中有关自杀行为的表演时间越来越长，表演越来越被广泛模仿，表演更可能使用枪支，表演更浪漫、更荣耀且更多被宽恕。现在的媒体形式多样，对大众的影响力很大。因此，一些专家对媒体提出了如下建议：

1）应做

①当列举自杀的事实时，与该领域专家密切协商。

②用"自杀完成"一词取代"自杀成功"。

③只提供相关数据。

④指明死者除自杀外尚有出路。

⑤提供社会及社团救助机构的信息。

⑥宣传自杀前的征兆。

2）禁忌

①不应刊登死者照片或自杀遗书。

②不应详细描述自杀的方法。

③切忌将自杀归结为单一原因。

④不应美化自杀行为。

⑤不应将自杀理由归结为宗教原因。

⑥切忌相互埋怨。

（5）减少家庭带来的压力。家庭期望可能给个体带来沉重的心理负担。首先，家长要调整过高的期望值，只有提出切合实际的期望和要求，才能产生积极的期望效应。否则，除了增加个体过重的心理负担和压力，并无其他益处。其次，调整家庭气氛和亲子关系。家长要重视与子女多沟通多交流，在沟通中遵循尊重、理解、宽容、信任、激励的原则，不仅可及时了解子女成长中的烦恼，帮助、支持个体勇敢面对生活中的困难和挫折，而且有利于增强亲子关系，帮助孩子保持良好的心态，塑造良好的性格。

2. 加强防范自杀的保护性因素

保护因素是有效抵御自杀冲动的基本因素。保护因素来自两方面：自杀者的思想和周围人。自杀观念是境遇依赖性的，而自杀行动只会发生在危险因素存在、保护因素消失之时。

（1）提高个体的自助和求助能力。个体在面对压力时，可能会有力不从心的感觉，因此提升个体的心理素质，增强自我调适能力，学会有效的应付方式，对于抵抗负性生活事件的影响有积极的作用。实际上，在自杀者中，大部分未曾向心理咨询机构或其他专业机构寻求帮助，而且往往是最需要帮助的人，最不愿意向专业机构求助。妨碍个体寻求专业帮助的原因与个人特征有关，如问题的归因方式、情绪处理能力、对咨询的态度、以往的求助经验，另外与特定文化所赞许的心理问题的表达方式和解决方式也密切相关。对自身心理问题性质、程度的判断失误，不知道如何获得帮助，对干预有效性的怀疑等，都会阻碍个体的求助行为。排除阻碍个体求助的障碍，为个体求助及获得有效的帮助创造条件，将有利于防范自杀。

（2）营造反自杀社会文化氛围。自杀在所有文化中都具有社会和道德的含义。自杀并非都是病理性的，可作为文化中公认的对某种处境的解决办法。文化对自杀的影响不一定通过个人角度体现，但可在社会群体中有所体现。一般特定文化的自杀率是保持稳定的，如北美和西欧。任何社会的价值观念、道德标准、行为规范和风俗习惯等制度性的东西，无论是成文的还是不成文的都会影响个体的某些行为，或奖赏鼓励，或贬损歧视。同时，不同的文化对同一种行为可能有不同的态度，即使在同一社会中，对不同情境、不同个体的同一种行为也可以出现完全相反的态度。社会和文化因素影响着人们如何看待心理健康及自杀，反自杀文化氛围是防范自杀的保护性因素。

（3）加强社会支持系统的建设。社会支持系统是指一种相互依存、可靠、协调的人际关系网络，个体能够从这种关系中获得情绪支持、物质援助、信息服务及新的社会接触。人是社会的人，人的发展离不开社会的支持。社会支持系统缺乏，是导致个体自杀的重要原因。社会支持的获得可降低自杀意念的发生。社会支持能减轻应激反应，其作用途径有两种：一是它可通过多种方式缓冲应激反应，包括调节不良情绪、分担责任、提供建议、传授技巧、提供物质帮助等，从而对心理健康起间接保护作用；二是社会支持独立作用，对处于压力情境中的个体提供保护，它与良好的生活的满意程度有明显的正相关，与孤独、抑郁、焦虑等消极情绪存在明显负相关。

（4）发挥媒体的正向引导作用。自杀无论是未遂的还是致死的，都可能在一段时期内，在与自杀者相识，或通过媒体宣传而知晓自杀事件的易感人群中引发自杀现象，这在青少年中甚为普遍。研究表明，媒体对自杀事件的不当报道，包括报纸、电视、网络等，与自杀率的上升有统计上的显著相关，对青少年的自杀有更为显著的影响。媒体做了负责任的报道，在事件中寻找正向因素，会促使人们积极地寻求帮助而不是效仿他的极端行为。通过有效的宣传报道，不将自杀行为描绘成荣耀的事情；将自杀行为明确地描述成一系列事件的结果，而非一个简单的突发因素；为敏感读者或观众提供帮助和支持，就会在一定程度上起到阻止自杀现象蔓延，打消自杀意图的作用。

（5）展现工作人员的专业干预策略。危机干预热线、现有的各种治疗精神障碍的方法等都构成强有力的防范自杀的保护因素。其中，相关人员的工作策略尤其重要。

1）弗雷德里克（C. J. Frederick）提出第一次接触有自杀念头的人的工作策略。

①倾听，任何一个处于心理危机中的人，他最迫切的需要就是有人能倾听他所传达出的信息。

②对处于危机中的人的思想和情感进行评估，对任何自杀的想法都要认真对待。

③接受所有的抱怨和情感，对处于危机中的人的任何抱怨都不应轻视或忽视，因为这可能对他们是非常严重的问题。

④不要担心直接问及自杀，处于危机中的人一般也比较愿意被直接问及自杀的问题，并能公开地对此进行讨论。

⑤要特别注意那些很快"反悔"的人，处于危机中的人经常会因为讲出了自杀的念头而感到放松，并且容易错误地以为危机已过。

⑥做他们的辩护者，处于危机中的人，他们的生活中需要有坚定、具体的指导者。

⑦充分利用合适的资源，每一个体都既有内部资源（个人的、心理的），又有外部资源（环境中的，家庭、朋友的）。

⑧采取具体的行动，要让当事人了解你已做好了必要的安排，例如在必要时安排当事人住院或接受心理治疗等。

⑨及时与专家商讨和咨询，根据问题的严重程度，要及时与有关专家取得联系。

⑩决不排斥或试图否认任何自杀念头的"合理性"，如果那样做，处于危机中的人会真切地感受到这种排斥或谴责，这是很不明智的。

⑪不要试图"大喝一声"就让试图自杀的人幡然悔悟。

2）希普尔（Hipple）提出了自杀管理中必须注意的十四个"不要"，可作为以上保护性因素的补充，这些"不要"适用于自杀预防中的任何人。

①不要对当事人责备或说教。

②不要批评当事人或对他的选择、行为提出批评。

③不要与其讨论自杀的是非对错。

④不要被当事人所告诉你的危机已过去的话所误导。

⑤不要否定当事人的自杀意念。

⑥不要试图向令人震惊的结果挑战。

⑦不要让当事人一个人留下，不去观察他，不与其取得联系。

⑧在急性危机阶段，不要诊断、分析当事人的行为或对其进行解释。

⑨不要陷入被动。

⑩不要过急，要保持冷静。

⑪不要让当事人保持自杀危机的秘密（不把自杀想法说出来）。

⑫不要因周围的人或事而转移目标。

⑬不要在其他人中，把过去或现在的自杀行为说成是光荣的、殉情的、荣誉的或将其神化。

⑭不要忘记追踪观察。

三、自杀预防的措施

1. 积极开展公众教育

要针对自杀开展生命教育，培养个体认识生命、尊重生命、欣赏生命、珍爱生命的意识；引导个体热爱生活，悦纳自我与他人，自爱自信，自立自强，不断发现和消除人性的弱点。有针对性地开设预防自杀讲座，让个体了解自杀心理机制，人们什么情况下会出现危机，哪些言行是自杀的前兆，对出现自杀预兆的人如何进行帮助和干预。一旦发现有自杀征兆的个体，就应充分利用其亲属、朋友、老师、同学、心理咨询员等社会资源，实施社会心理支持，以消除其孤独无助感，使其恢复对生活的留恋，增强生存的信心；同时，在可能的条件下，帮助其解决面临的实际问题，以消除引发其自杀行为的导火索。对于自身遇到心理困扰而无法自我调整的个体，应及时地向心理咨询员寻求帮助，以消除困扰。

2. 科学筛查高危人群

注重心理卫生，建立心理档案，加强心理卫生与健康教育，积极开展心理咨询与心理疏导，防患于未然，可以有效地防范自杀病的流行。采用心理测试量表，结合晤谈资料、行为观察，将人群中有自杀倾向者、情绪障碍（焦虑、抑郁）、心理障碍者，以及有绝望感者筛查出来，作为自杀的高危人群，重点加以防范，施以医学治疗、心理咨询、心理疏导、危机干预以及加强心理卫生指导等，以避免其发生自杀行为。对既往有自杀未遂史或家族中有自杀者、家庭发生重大变故者、身体发现严重疾病者、情感受挫者、遭遇性危机者、与他人发生严重人际冲突者重点关注。

3. 完善自杀防治机构

积极发展政府社会的力量，建立自杀危机干预中心，开展电话、书信、面谈、专题讲座、科普宣传等服务。让公众正确认识自杀，消除社会对自杀者的歧视，宣传对自杀未遂者进行帮助的理念；对自杀高危人群，应加强其周围危险器具的管理。对所发生的自杀危机，应及时发现，及早施行干预措施：一是无论何时何地，只要发现当事人有自杀倾向，如持强烈的自杀念头者、抑郁伴焦虑不安者、精神病态者等，就应立即启动自杀事件应急处理预案，尽量缓解其自杀冲动，消除潜在的自杀因素，并尽快由专人护送到专科医院监控和治疗。二是对有明显自杀可能的下落不明者，应迅速组织查找，及时报警，并与其亲属取得联系，尽快找到和控制好当事人，中止其自杀进程。三是对自杀未遂的当事人，要劝解其暂时离开原先的学习生活环境，安心休养，接受心理治疗或其他综合治疗。要认真分析其自杀动机，引导其宣泄不良情绪，恢复心理平衡，彻底从自杀的阴影中走出来。

4. 营造良好的社会氛围

社会氛围是一种潜在的教育力量，它能使个体在耳濡目染、潜移默化中接受教育。当今，我国改革开放的步伐日益加快，东西方各种文化涌现在我们面前，新的矛盾、新的思想、新的社会问题不断出现，个体必然会受社会各种文化的影响，进而产生这样或那样的心理问题。加强精神文明建设，大力弘扬中华民族几千年来的传统文化和传统美德，引导人们树立正确的世界观、人生观、价值观，营造健康向上的社会氛围，创造轻松自由、宽松平等的文化环境，就可以增强个体的心理稳定性，有利于个体的心理健康，进而减少自杀等危机事件的发生。

 思考题

1. 心理危机的概念是什么？

2. 危机干预领域中较具有代表性的理论有哪些？

3. 心理危机具有哪些特征？

4. 简述心理危机演变的过程。

5. 心理危机的表现形式有哪些？

6. 什么是危机干预？

7. 公共卫生危机干预目标与医疗体系危机预防目标分别包含哪些内容？

8. 简述危机干预的主要技术。

9. 简述危机干预的步骤。

10. 危机干预中的职业伦理主要包含哪些内容？

11. 众多种自杀定义的基本特点是什么？

12. 请简述我国自杀的流行病学特点。

13. 影响自杀的相关因素有哪些？

14. 请列举中国人自杀的危险因素。

15. 危机工作者如何评估个体处于自杀危险期？

16. 自杀者的临床表现有哪些？

17. 请列举几种自杀评估常用量表并做简单介绍。

18. 为什么说自杀预防是一件困难的事？

19. 如何降低个体自杀的危险因素？

20. 怎样加强预防自杀的保护因素？

21. 请简述自杀风险的评估方法。

22. 自杀预防的措施有哪些？

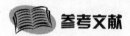 参考文献

1. 费立鹏. 中国的自杀现状及未来的工作方向 [J]. 中华流行病学杂志, 2004, 4 (25): 277-279.

2. 季建林, 赵静波. 自杀预防与危机干预 [M]. 上海: 华东师范大学出版社, 2007.

3. 樊富珉, 张天舒. 自杀及其预防与干预研究 [M]. 北京: 清华大学出版社, 2009.

4. 傅安球. 心理咨询师培训教程 (第二版) [M]. 上海: 华东师范大学出版社, 2010.

5. 王明旭, 李小龙. 大学生自杀与干预 [M]. 北京: 人民卫生出版社, 2012.

6. 吉利兰 (Gilliland, B. E.), 詹姆斯 (James, R. K.). 危机干预策略 [M]. 肖水源等, 译. 北京: 中国轻工业出版社, 2000.

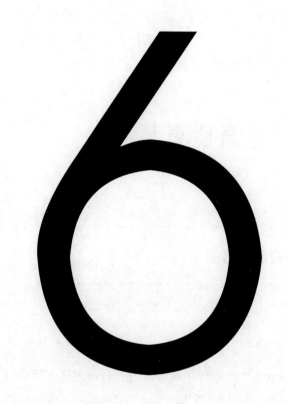

第六章

心理测验与常用量表

在心理测量学界有两句名言论述了人的心理是可以测量的。第一句是美国心理学家桑代克所说的："凡是客观存在的事物都有数量。"第二句是测量学家麦柯尔所论述的："只要有数量的东西都是可以测量的。"按照这两句名言的论述，人的心理也是一种客观的存在，所以是可以被测量的。当然，可以测量是一回事，是否测得准是另一回事，想把人的心理测得准有赖于许多条件，这也是本章要论述的内容。

第一节　心理测验概述

 学习单元1　心理测验的性质及相关概念

一、心理测验的定义

美国心理与教育测量学家布朗（F. G. Brown）把心理测验定义为：对行为样本进行测量的系统程序。而另一位著名的美国心理测量学家安娜斯塔西（A. Anastasi）在她的《心理测量》一书中把心理测验定义为：对行为样本的客观和标准化的测量。不管是哪种定义一般都离不开心理测验的三大要素，即行为样本、标准化和客观性。

1. 行为样本

任何科学研究都是对一个经过仔细选择的小样本进行观察，然后从观察到的结果来推测整体的情况。如环保研究者要了解河水的受污染情况，他就会从河的不同区域各取一瓶水化验；医生要想知道病人的血液中白细胞是否正常，也是抽取一滴血或一小瓶血做化验。同样，心理学家要鉴定小学生对四则运算的掌握程度，就找来一部分加减乘除的题目让他们来计算。所以说，心理测验如同其他科学研究一样，是通过一个小小的样本来推断全域。既然测验的特点是以样本来推断全域，那么样本选取是否恰当和合理就至关重要，如果所选取的样本不能代表全域，那么研究结果就毫无意义。所以，行为样本一定要具有代表性，也就是说，心理测验中所使用的题目都是经过了精心的挑选，它是全域的一个缩影。

2. 标准化

为了使不同被试所获得的分数有比较的可能性，测验的条件对所有的被试必须是相同的，否则就不能比较。比如要以考试成绩来评定学生的学习成效，那么考试的条件对所有参加考试的人必须一致，有人考试作弊成绩就要被取消，因为他的条件与别人不一致了，这个成绩就无法与别人比较了。程序一致性的要求在所有的科学观察中都应具备，实验室中实验条件的严格控制其实也是一种标准化，让其他条件都得到控制，唯一可变化的即是所要观察的那个变量。所以，测验必须标准化才会获得真实的结果。为了确保测验条件的一致性，对测验所使用的材料、时间、指导语、例题的解释、刺激的呈现、测验情景、对被试的要求等都有明确的规定，对评分更要事先确定标准，什么反应得多少分，什么反应没有分都预先规定好，使得不管谁来评分结果都一样，不能让测验者主观地评分。另外，主试的行为也要一致，如念指导语时声音的高低、速度、音调，面部表情等都要一致，否则会给被试一种暗示。这些方面的一致性一般都会写在测验的指导手册中，所以测验之前一定要认真阅读手册，这样在测验时才能保证做到一致性。

测验标准化的另一个重要步骤是建立常模，心理测验不像考试，预先规定多少分以上及格，心理测验的结果是将分数与其他人的作比较，然后来确定其意义。常模就是正常或平均的成绩。一个人的测验得分只有与这个常模加以对照才能知道他的水平是高还是低。常模不仅是一个平均成绩，它还指出平均数上下不同程度离差的相对频数，因而还能评价不同程度的优劣。

说到测验我们也会联想到平时学校的测验和考试，这类测验是不是标准化的呢？对照以上所述结论应该是很明确的，不是！因为上面所讲的那些标准化步骤一般的测验是不会考虑或不会全部考虑的。

3. 客观性

任何科学研究都需要具备客观性，带有主观的成分就无法得出准确的结果。所以，心理测验也必须做到客观。心理测验的标准化实际上就是客观性的措施，因为对心理测验的各个环节都规定了统一的程序，主试就没有主观判断的必要和可能性了。其次，测验的客观性还表现在心理测验的难度水平是否合理、测题的数量是否恰当、测题的编排方式是否科学、测验是否制定有常模、是否有较好的信、效度等。

判断一个心理测验是否合格，以上三个要素是重要的指标。

二、心理量表的定义

每一种测量的结果都必须是可以量化的，心理测量也同样如此。作为一个心理测验而言，它必须具有可以衡量一个人某种心理特征的量度，这在心理测量中就称为量表。心理量表是一种经过一个大样本群体的测试结果而制定的、具有一定单位和参照点，并构成一个连续体的量尺。

心理量表是根据对一个具有一定规模的人群进行测试后通过计算而获得的。它具备了任何测量工具都有的三个特征：一是有参照点，即零点或量的计算起点。任何测量结果都是要从零开始往上计，因而有一个零点。而零点有绝对零点和相对零点之分。绝对零点是有无某个特征的分界点，零以下没有这个特征，零以上才有这个特征，数量越大，这个特征就越多，如在物理测量中，重量为零就表示没有重量，而零以上数量越大就表示物体越重。相对零点是人们自己确定了一个点作为零点，所以零以下也并不表示没有，如温度在零以下并不表示没有温度，一个学生在一次测验中得了零分也不表示他一点知识都没有掌握。有绝对零点的测量比只有相对零点的更好，因为其意义更明确。二是有单位，一个测量的结果只有数字而没有单位，意义是不明确的，如测量一座山的高度，结果只写着5 000，那么人们就不清楚这座山到底有多高，是5 000厘米还是5 000米？而5 000厘米和5 000米是完全不同的两个高度。作为一种好的单位要具备三个条件，其一是意义明确，其二是价值相等，其三是数量可以构成一个连续体。

三、心理测验与心理测量

心理测验和心理测量在许多时候被当作同义词使用，尤其是在日常的用语中。的确，这两个概念的内容有很多是重叠的，但并不是完全重叠，两者之间还是有区别的。心理测验更多的是指工具，可以说韦克斯勒智力测验是一个心理测验，卡特尔16种人格因素问卷是一个心理测验。而心理测量是一个过程，是用心理测验来对人的行为进行测量的过程。我们可以这么来区分，心理测验是心理测量的工具，心理测量是心理测验的具体实施。

四、心理测验与心理评估

心理评估是运用观察法、访谈法、测验法和临床法等多种手段，围绕解决某一问题对个体心理所做的综合评价。所以，严格地讲，心理测验是心理评估中的一种方法，它可以被包含在心理评估中。心理测验具有一套标准化的程序，并提供了可靠的信度和效度指标，还带有常模可供对照，因而用这样的工具去进行心理测量比较科学。所以，在心理评估的各种方法中，心理测验相对更加准确和可靠。但是如果要对个体做全面系统的描述，那么还需要运用其他一些方法，如观察、访谈等，即使在心理测量的过程中也需要对被试进行观察并加以记录，这样才能比较准确地认识被试。

学习单元 2　心理测验的起源、 发展及使用

一、心理测验的起源

说起科学心理测验的起源，在心理学界有一个共识：1905 年法国心理学家比纳和西蒙共同编制的智力量表是心理测验历史上的第一个测验。

比纳一向对研究儿童的智力有兴趣，他也是较早开展智力测验研究的心理学家之一。他认为不同儿童的智力是有差别的，所以他一直在尝试用一种方法来鉴别儿童的智力。他曾比较过聪明儿童和愚笨儿童的头盖骨大小，想由此来了解与智力的关系，结果证明两者间没有必然的联系，所以他后来就放弃了这方面的研究。他还曾研究过面相、手相、字迹等与智力的关系，结果也一一失败。

比纳对当时所流行的测验有不同的看法。他认为当时不少心理学家都认为高级的心理过程太复杂，不能测量，因而只满足于测量一些低级的过程，如高尔顿、卡特尔等热衷于对反应时，颜色和视、听觉的辨认等测验，这些测验偏重于感觉和运动，也就是说他们只测定那些简单、特定的能力方面。而比纳则要反其道而行之，他想从高级心理活动入手，他认为那些高级的心理过程也是能够测量的，而且并不需要很复杂的方法，比如可以用画方形、比较线条的长短、记忆数目、词句重组、回答含有道德判断的问题、折纸等来实现对人的智力的测量。他以自己的两个女儿作为研究对象，探索一些测量智力的方法。他当时用的方法如填字、图片解释等后来都成为智力测验的做法。比纳认为心理测量的根本原理在于将个人的行为与他人比较以归类。这也是现代测验理论的基本思想。

1904 年当时的法国教育部召集许多医学、教育学和其他学科的科学家组成了一个委员会，来专门研究公立学校中低能儿童班的管理方法，比纳当时也是这个委员会的委员之一，他竭力主张用测验的方法去辨别心理缺陷的儿童。由此法国教育部就委托他来主持这一工作。经过细致的研究，1905 年他与助手西蒙在《心理学报》上发表了一篇题目为"诊断异常儿童智力的新方法"的论文。在这篇文章中介绍了他们的智力量表，即比纳—西蒙智力量表。这个智力测验的问世宣告了科学心理测量的诞生，同时也为人类对自身的研究创造了一种科学的工具。

这个 1905 年发表的智力量表虽然很粗糙，但却是科学心理测量史上第一个量表，因此具有划时代的意义。每当人们要追溯科学心理测量学的起源时都离不开这个 1905 年版的比纳—西蒙智力量表。

1905年版的智力测验共有30道题目，可以用来测验智力的各种表现，尤其侧重于判断、理解和推理这三个方面。当然感知觉内容也有，但相比之下言语内容的比例要大得多。比纳把测题按从易到难的顺序加以排列，这样使不同智力水平的儿童都能很方便地使用。这个量表的缺陷不少，比如测验结果也就告诉答对了多少题，没有一个客观的分数作为智力水平的评价。另外，测验的内容比较适合于中产阶级的子女，这类儿童完成测验时比较得心应手，成绩也好于社会底层的儿童。针对这些问题，比纳和西蒙于1908年和1911年两次修订测验，除了增加和删除了一些测验内容外，还采用以年龄分组的形式，即80%~90% 3岁儿童通过的题目放在3岁组，作为3岁儿童的测验题，同样80%~90% 4岁儿童能通过的题目作为4岁组的测验题。如果一个儿童通过了这个年龄的题目，就可以说他具有这个年龄儿童的智力水平，后人把这称为智力年龄，简称智龄。这样一来每个年龄都有特定的测题。测验结果用智龄来表示使人一目了然，比如一个4岁的儿童是4岁的智龄，另一个4岁儿童是6岁智龄，两个儿童谁的智力水平高就不言而喻了。

1911年的修订版问世时比纳已去世。这个修订版没有什么太大的改动，只是对少量的题目做了修改和重新安排，在若干年龄组增加了一些题目，另外把量表扩展到成人。

自比纳以后心理测量的量表如雨后春笋般地纷纷问世，而且越来越精密，也越来越科学。但这一切都是建筑在比纳—西蒙量表的基础之上的。比纳—西蒙量表的价值不在于量表本身，而是它为心理测量开创了一条崭新的道路，使后人能在此基础上使心理测量在理论、技术、方法方面越来越完善。

二、心理测验的发展与运用

比纳—西蒙智力量表发表以后被翻译成各种文字，各种语言的版本纷纷问世。在众多的修订版中最著名的是美国斯坦福大学的教授推孟（Terman）1916年修订的斯坦福—比纳智力量表。斯坦福—比纳智力量表除了增加三分之一新的测验内容之外，最大的一个特点是把智商的概念正式引入量表。早在1911年，德国汉堡大学心理学家斯腾（Stern）就曾提出用儿童的心理年龄除以实际年龄所得到的"心理商数"来表示一个人的智慧水平。而推孟在修订比纳—西蒙量表时采用了这一设想，作为衡量聪明与愚笨的指标，但他把心理商数改成智力商数，简称智商或IQ。从此智商的概念为全世界所熟悉。

除了对比纳—西蒙量表进行修订外，各国心理学家还自己编制各种量表，于是一场轰轰烈烈的心理测验运动蓬勃展开了。到20世纪40年代达到了顶峰，50年代后转向稳步发展。

心理测验在我国的发展也经历了一个较长的时期。自比纳—西蒙量表问世以后就有人在中国介绍该量表。最早的是 1916 年樊炳清在中国介绍和评述比纳量表。1918 年当时在清华大学任教的瓦尔科特（Wall-Cott）用斯坦福—比纳量表去测该校的学生，但用的是原版，标准常模也是美国的，所以结果不甚准确。这些前期的工作并不是有意识地、系统地向中国学者介绍心理测验。在中国正式开始应用科学心理测验是在 1920 年，当时在南京高等师范学校任教的廖世承和陈鹤琴正式开设了心理测验这门课，并以心理测量的方法来测验学生。1921 年他俩合著了《心理测验法》一书。1922 年比纳—西蒙量表被费培杰翻译成中文。在那几年是我国早期心理测验开展较盛行的时期。当时的南京东南大学（即现在的南京大学）、北京师范大学、北京大学及清华大学等学校的教育系及心理学系的师生共同编制了 40 多种心理测验。对这些测验当时评价很高，被认为已达到了美国的水平。不仅在测量量表的编制方面，测验的使用也开展得如火如荼。1923 年在中华教育改进社的主持下，对全国 22 个城市和 11 个乡镇的 9.2 万名小学生进行了测验。这样大规模的心理测量引起了教育界对心理测验的注意和重视。陆志韦在 1924 年修订了中国版的比纳—西蒙智力量表。在 1931 年成立了中国测验学会。1932 年创刊了《测验》杂志。以后还有廖世承的团体智力测验和陈鹤琴的图形智力测验。1936 年陆志韦与吴天敏一起再次修订比纳—西蒙智力量表。在人格测验方面，30—40 年代肖孝嵘曾修订了好几个人格方面的测验。其他还有艾伟在教育测验方面也做了许多工作，他先后编制了许多小学学科方面的测验，如小学默读测验、小学常识测验、小学算术测验等。那一段时期可以说是中国心理测验史上最重要的发展时期之一。

1978 年以后，随着心理学在我国再次确立其科学地位，心理测量又重新恢复其勃勃生机，可以说，1978 年以后的心理测验是中国科学心理测验史上另一个最重要的发展时期，不仅在各种心理测验的修订编制，而且在心理测验的运用和普及方面都是前所未有的。社会和经济的快速发展不仅对心理测量提出新的要求，同时也促进了心理测验的不断发展。可以说我国现在的心理测验已经深入到社会的各个阶层和各个领域，它不仅仅在教育界中被使用，在医疗卫生、工矿企事业、政府部门、军队、家庭、社会无不有心理测验的踪迹。甚至国家的重大决策都有心理测量的参与。

我国心理学家最初主要是修订国外的成熟量表，以后发展到制定符合中国国情的测验。

我国已有的测验涉及各个种类，可以用以测量各种心理特征。其中最为显著的是智力测验，它不仅数量多，被使用的频率也高，而且形式也多种多样，包括个别智力测验、团体智力测验、非文字智力测验、操作性智力测验、评定用智力测验、筛选用智力测验和诊断用智力测验等。使用的对象也非常广泛，从出生到老年都有。使用的领域也已突破了传统的仅限于教育界、医疗卫生界，现在各行各业都在程度不同地使用智力测验。另外，心理学家根据测量对象分别制定不同的标准。如城市—农村，地区—全国。使用者可根据需要选择最适合的版本。所以，在各类测验中智力测验最完备。

人格测验是仅次于智力测验的第二大测验品种。人格测验可分成两大类，一类是综合性的成套的人格特质测验，可以对一个人作整体的测定，如明尼苏达多相人格问卷、卡特尔16种人格因素问卷等。另一类是测量某一种人格特征或某几个人格特征，比较专门一些，如自尊、社交、焦虑、抑郁、孤独、人际关系、内外控制源（归因）、性别角色、价值观、自我意识等。人格测验在教育领域使用呈逐渐上升的趋势。教师根据每个学生不同的人格特征进行教育收到了良好的效果，这样又促进了教师用测验来了解学生。在医疗卫生领域人格测验同样是有用的，在这个领域人们更关心一些不良的人格特征，因为有些不良的人格特征会向病理方向转化，演变成各种精神或神经疾病。在企事业人事选拔、员工培训、业绩考核等方面人格测验也有广阔的市场，现在已被越来越多的单位所采用。

其他的测验种类还有各种能力测验、心理健康测验等。

我国过去的心理测验主要对象为儿童，但现在已涵盖了所有年龄。

在我国发表的各类心理测验中形式以问卷的居绝大多数，这与这类量表编制和施测比较容易有关。其他的投射、操作等无论从编制还是使用都有很大的难度。在目前的状况下，不管是测验编制者还是使用者都乐于采用问卷测验，一方面快速，另一方面简便。

三、心理测验的形式

心理测验可以采用多种形式来实现，目前比较常用的有4种。

1. 问卷法

这是让被试自己报告的方式，把要问的题目都以文字的形式呈现，然后让被试阅读这些测题，并根据自己的能力或实际情况来作答。这种方法因为操作起来比较简单，测验结果的计算比较方便，易学易用，所以比较受欢迎。

2. 操作法

这是让被试按要求利用一些材料来表现其某种心理特征，如画画，通过被试所画出来的图画来了解其心理，也可以是借助于一些器具，如拼图、搭积木、对图形加以推理等。

3. 投射法

给被试呈现一些没有特定意义的材料，要被试对其做出反应，在这种情况下，被试容易把潜意识中的一些人格特征表现出来。

4. 情境法

利用一些自然情境或创设一些特定的情境，把被试安排在这一情境中去完成一项任务，观察他们在完成过程中所表现出来的心理特征。

四、心理测验的用途

1. 区分个体差异以便进行更有效的教育

心理测验从本质上来说是为了区分个体间的差异。最早的心理测验比纳—西蒙量表就是为了这一目的而编制的，把那些智力有问题的儿童鉴别出来，以便对他们实施特殊的教育。人与人之间有能力或人格上的差别，这是公认的事实。那么如何确定这种差别就有赖于心理测验，虽然说这还不是最好的方法，但目前却是最有效的方法。在教育上，只有能区分个体间的差异才谈得上个别化或有针对性的教育。在学习和能力上有差异是客观存在的，心理测验可以评价人们在学习和能力上的差异。评价的目的是给学生提供努力的目标。同样对儿童的道德教育或行为规范的培养也离不开心理测验，比如人格测验能提供一个人的人格特点的信息，每个人的人格特点是各不相同的，各有自己的长处和弱点。人格特征有很大的先天因素，它没有什么好坏之分，不能说哪一种人格更好些，都有优点和缺点。关键是如何根据自身的人格特点来发挥自己的优势。如果一种教育根据人格特点来进行能收到事半功倍的效果；反之，如果不按人格特点进行，效果会适得其反。所以，教师培养和教育学生的前提就是要了解学生的人格特征。

2. 心理问题（障碍）的早期发现和诊断

现代人的健康定义不仅仅是指身体的健康，还包括心理的健康。要保持心理健康不仅要积极预防心理疾病，而且还要把那些处于萌芽状态的心理障碍尽早加以克服。要做到这一点必须能对心理疾病或心理障碍早期发现，并加以早期治疗。在这方面心理测验能做出一份贡献。比如心理健康量表可以测定目前的心理是否健康。人格量表可以看出在人格的哪些方面有缺陷或有精神障碍的可能性。对于那些已经产生了心理障碍的人正确的诊断也是很重要的，否则就无法采取有效的治疗手段。只有真正找到症结，才能有的放矢地进行矫正。这里心理测验就显得尤为重要，通过各种心理检查就能发现问题。

3. 人员的选拔和分配

有的人一直抱怨找不到合适的工作，但什么工作适合自己，自己究竟有何种潜能却不甚清楚，这样对社会对自己都是损失。所以，在职业领域需要有一种方法来对能力进行鉴别。中国古代有伯乐相马一说，其实仅仅靠个人的经验来识别人才是一种原始的方式，不能满足现代社会对各种人才的大量需要。现在国内外都已经采用科学的心理测量方法来选拔人才。这种心理测验是根据对各种职业的分析，找出它们所需要的心理模式，然后根据这些特征设计出心理量表，用来预测人们从事各种职业的可能性和合适性。这样既能使企事业单位获得了高效率的人才，也使个人的特长得到充分发挥，一举两得。比如飞行员的选拔。要培养一个飞行员需要大量的人力和物力，如果培养了许多年仍不能上天那就是极大的浪费。那么，如何才能知道某人是能够培养的呢？在初期选拔的时候选用心理测验进行前期的淘汰，把那些不具备飞行员条件的人先排除掉。

4. 在评价和咨询中使用心理测验

评价是为了了解儿童达到了何种发展阶段。儿童的发展有一定的规律，这在心理学上已有充分的研究，评价儿童的发展水平是否与他的年龄相符，是超前还是滞后，以思维发展而言，5~6 岁是形象思维的快速发展时期，11~12 岁是抽象思维的迅速发展期，根据这一发展规律可以评价儿童的思维发展是否正常。其他诸如语言、道德、社会化等无不如此。

在心理咨询中心理测验更是常用的方法，有些人有情绪困扰，有些人有人格障碍，有些人要知道自己适合于何种职业，甚至中学生要了解自己是读文科好还是理科好等。心理测验无不可以提供满意的答复。

5. 在心理学研究中运用心理测验

现代的心理学研究离不开心理测验的手段，大量的研究都会用到各种心理量表。在研究不同群体的个别差异，不同教学效果的作用，不同实验或环境变量对行为的影响，心理治疗的效果，个体一生的发展变化等方面，心理测验都是作为收集资料的一个主要手段。一种编制良好的测验能提供标准化的工具，保证了这些研究的顺利实施。

五、心理测验的注意事项

心理测验自问世以来，人们对它的毁誉不一，褒贬各半，有的把测验看得完美无缺，测验的结果被绝对化，特别是在 20 世纪 20 年代，当团体测验刚刚兴起的时候，测验在西方风靡一时，泛滥成灾，尽管当时的测验还很粗糙，但人们忽略了这一点，对测验结果奉若神明。也有人对测验完全否定，认为毫无用处，甚至有害，因为它侵犯了个人的隐私。这个争论一直到现在仍在继续。究竟应该如何来看待测验？

测验存在的价值已经是毋庸置疑的。至于测验存在的问题主要来自两个方面，一是量表编制得不合理，用一个不好的测验去进行测量当然得不到正确的结果。二是操作过程的不完善，心理测验是一种科学的方法，因而其操作过程是一环紧扣一环，任何一个环节操作不当，都会使得测验结果不可靠。所以，要自始至终严格按照规定的步骤进行，不得有任何的差错。除此之外，如何正确对待测验以防止滥用，也是需要特别加以关注的。要正确使用心理测验必须做到以下几点：

1. 测验要保密

（1）测验内容要保密。测验内容不能泄露，否则会对测验结果产生影响，如果一个智力测验内容有人已预先了解了，不懂的还让人教授了一番，自己又反复练习。这样测验出的结果就不是其真实的智力了，而是教学和训练的结果。同样，人格测验的题目都反映了某一种人格的特质，如果他知道了哪些题目是测哪些人格特质的，如果他要想掩饰一些东西的话，那就在那些题目上不说真话。测验内容的保密最要注意的是保管好测验，不要随便外传，更不能用来作为训练的材料。否则的话这个测验就失效了。

（2）测验的结果要保密。不能把测验的结果到处去宣扬，这不仅违反心理测量工作者的职业道德，而且也会给被试带来伤害。测验结果被泄露，尤其是有些被试测出的分数很低，或者有精神方面的问题，更不能对他们加以歧视。比如在学校中，智商测验的目的是了解一个学生的情况，使教育更有针对性，不是用测验的结果来排斥他们。有些学生被测出智商不高，老师就大肆宣扬，好像学生犯了什么弥天大罪似的，使学生的身心受到了伤害，这是非常不可取的。所以，测验要保密这一点是不滥用测验的重要方面。

2. 测验者的资格

心理测验不是人人都能做的。首要条件是主试必须是懂得心理学的人，其次要接受过有关的培训，合格后方可做，因为测验涉及许多技术性问题，比如该选择哪种测验，实施的步骤，评分的标准，结果的解释，如果没有经过训练，对这些肯定不会很明确，因而测验出来的结果是不可靠的。如果用这种测验结果去解释一个人的智力水平或人格，那就大错而特错。

测验者的资格是：有测验的理论知识；接受培训；考核通过；然后还要试做，与熟练者的结果一致。这样才可以正式独立去做测验。

3. 要选择合适的测验

每一个测验都有特定的使用对象和条件。它有年龄、性别、地区、时代、种族、经济文化背景等要求。所以，一定要选择一个合适的测验，不要拿来一个测验用了再说，不管是否合适。外国的测验不加修订就拿来用肯定是不合适的，因为不同的国家有不同的文化背景、生活习俗，测题是按本国的特点而编制的，放到另一个国家去使用，肯定会有变化，如果测题中很多内容这个国家的儿童没看到过，或连听都没听到过，当然回答不出，于是分数普遍很低，那是否说明这个国家的儿童智力低下？所以，对外国的测验要从内容和常模两个方面进行修订。此外，过去非常有效的测验过了若干年后，随着社会的发展，内容也会逐渐陈旧，或者越来越显得简单了，这时也会修订测验的常模。因此，对测验要看它的有效性，不要拿来就用。

有些量表虽然能使用，但它可能只适合于某一个群体，这时就不能用在另一个群体上。比如只有地区常模的测验只能用在某个地区，不是这个地区的人就不能用。有的测验没有说明用于哪个群体，可以看一看它的样本抽的是哪些人。比如美国在 20 世纪 30—40年代的一些智力测验都是按照白人中产阶级儿童的情况而编制的，样本也主要来自于这个群体。但后来这些测验被用来测量黑人和社会下层阶级儿童的智力，得出的结论是他们的智商普遍比中产阶级儿童低10~20分，结果被用来作为种族和阶级歧视的依据，引起了当时美国社会对心理测验的批评。用这类测验去测量黑人儿童得分低并不能说明黑人笨，而是测验本身只适用于某种群体，即白人中产阶级的儿童，因为测验的内容、方式、标准化样本的来源都有利于白人中产阶级的儿童，而不利于其他群体的儿童，对他们使用这个量表是不合适，也是不公平的。此外还有城市和农村的区别等。

4. 不能一测定终身

人的情况非常复杂，有时其他因素会干扰测验结果，比如被试那天情绪不好，不愿配合，身体不好无法配合，还有测验的外部环境不好等，这些都会造成测验结果的失真。这些情况都是有可能出现的，因而测验前要认真观察，做好准备，如条件不具备就停止测验。另外，光凭一次测验的结果很难做出准确的判断，尤其是智力测验，最好是过一段时间再做一次，几次结果相同，做出结论才比较可靠。

5. 综合其他评价结果

目前的心理测验还不是一种十分完善的评价工具，还有很多缺陷。所以，最好不要单独根据测验结果下结论，应参照其他评价标准一起来考核，然后得出结论。

6. 对测验结果的解释不要因人而异

尽管测验结果还不是非常可靠，但在解释结果的时候一定要实事求是，是怎么样就怎么样，不要因为是熟人就给加几分，解释的时候光挑好的说，不熟悉的或看起来不顺眼的人就卡得严一点。从事心理测量就像医生有医德一样，也要有职业道德，不能拿科学当儿戏。

六、心理评估中选用心理量表的原则

选用合适的量表是做好心理测量的重要一环，一个制作精良的测验如被错误地使用，也无法取得实际的效果，而且还可能因错用而导致严重的后果。一般在选择量表时要关注以下三个方面。

1. 符合测验的目的

每一个测验都有其自身的用途和使用规范，如超出了使用范围就无法获得应有的效果。比如是临床诊断还是筛选，像韦克斯勒儿童智力量表比较适合于诊断，如只是需要筛选那就可以找一些比较简单一点的筛查量表即可。再如要了解一个学生的学习能力最好直接找这方面的测验，不要拿智力测验来替代。

2. 考察测验的一些特点

每一个测验都有其使用的一些条件，如年龄范围、地域要求、成本预算、测验用时、操作难度、国外测验是否被修订过等。在不了解这些特点前就贸然使用往往会导致测量的失败。任何测验都有其独特的使用对象和要求，只有在其规定的范围内使用才是可行的。

3. 心理测量学的技术要求

一个测验编制得是否成功可以看看一些测量学指标，如信度、效度、标准化、常模等。信效度不达标说明测验不合格；没有经过标准化测验无法取得预期的效果；常模的样本是否合理，有无代表性，是否已过时等也是需要关注的，如果常模分数失效，那么测验的结果就无法准确把握。

 学习单元 3　心理测验的分类

一、按测验功能分类

1. 能力测验

用来测量一个人所具有的能力或潜在的能力。现有能力中包括一般能力，即通常所说的智力，以及特殊能力，即在音乐、美术、体育、机械、飞行等方面的特殊能力。对潜在能力的测验又称能力倾向测验，或者叫职业选拔测验，了解所具备但尚未表现出来的能力，以便确定他将来适合哪些职业。

2. 学业成就测验

主要测量一个人经过某种正式教育或训练之后对知识和技能掌握的程度。最常见的是学校中的各种学科测验。但另外还有一些经过标准化的综合测验。

3. 人格测验

主要测量一个人的性格、气质、兴趣、态度、品德、情绪、动机等个性心理特征。

二、按测验人数分类

1. 个别测验

个别测验是指一个主试每次只测一个被试，即一对一地进行测验。这种测验的优点在于主试对被试的行为反应有较多的观察和控制机会。主试有充分的机会与被试合作，激发被试尽最大的努力去完成测验。所以，结果正确可靠，有些被试（比如幼儿、弱智者、不能使用文字者）更必须个别测验。个别测验的缺点是时间效率偏低，不能在短时间内收集大量的资料，而且测验的手续比较复杂，主试如不经训练是无法胜任的。

2. 团体测验

一个主试可以同时测量许多人。各种学科测验、人格测验都采用团体测验的形式。一部分智力测验也采用团体测验。它的优点是时间效率高，主试不必经过严格的训练。其缺点是被试的行为不宜控制，所得到的结果不如个别测验那么可靠。

三、按测验材料分类

1. 文字测验

文字测验又称纸笔测验，即测试题都印在纸上，被试只需自己阅读题目，然后在答卷上回答。团体测验大多数采用这种方式。它的缺点是受文化程度的影响。文化程度不高或者语言有困难的人不适合用此种测验形式。另外无法比较语言文化背景不同的被试。

2. 非文字测验

非文字测验又称操作测验，其测验材料是图画、照片、拼板、仪器、工具、模型等。被试通过操作来反应，无须用语言，不受文化因素的限制。所以，对学前儿童的测验大多采用此类形式。这种测验不能采用团体的方式，只能个别进行，因而个别测验的缺点它也具备。

四、按测验的目的分类

1. 筛查测验

筛查测验是一般性地或大概地了解一个人的心理特征，比如一个人的智力是正常、超常还是低常。至于超常到什么程度，低常到什么程度，或者在智力的哪些方面有障碍或特别超群，这就不是筛查量表所能测量的。其优点是快速，简便，运用于团体测验和大规模测查。其缺点是粗糙，结果不甚准确，因而不能仅凭筛查测验的结果给人做结论。筛查测验的目的是把有问题或某种类型的人给筛查出来以便作进一步的检查。

2. 诊断测验

诊断测验是对某些问题行为作进一步的诊断，以便确定是否真的有问题，或问题出在什么地方，比如一个学习成绩不好的学生用诊断量表来检查其学习的问题发生在什么环节上，是学习能力，还是学习策略，或者是学习行为方面，诊断测验的结果比较精确可靠。诊断测验一般采用个别测验的形式。

五、按测验的要求分类

1. 最高能力测验

目的在于测量被试某种能力的高下。要求被试尽可能做出最好的回答，这样可以了解他最高的水平。一般学业成就测验和各种能力测验都属这一类。

2. 典型行为测验

其目的是评价一个人通常的习惯方式的行为反应，答案没有对错之分。人格测验就属于这一类。

六、按测验行为的反应来分类

1. 速度测验

其目的主要考察被试掌握知识技能的熟练程度。一般题目比较容易，但量大，需要被试在很短的时间内尽可能多地答题。

2. 难度测验

主要测量被试解答难题的最高能力，题目从易到难排列，排在最后的极难题目一般很少有人能做对。测验时间比较充裕。

第二节 心理测验的特征和技术原理

 学习单元1 心理测验的基本特征

一、间接性

心理测验作为一种对人的测量具有与物理测量不同之处。物理测量是一种直接测量，测量工具可以直接作用于测量对象，没有中介环节，因而只要测量工具是准确的，结果自然也是准确的。尽管当今科学已经非常发达，但仍无法对人的心理进行直接测量，只能间接地测量人的行为，由此来推测心理。那么间接测量是否科学？其测量结果是否可信？人在遗传和环境的作用下，其内在的心理必然会反映在其行为中，如智力反映在学习和生活中，人格反映在人际交往中，职业兴趣表现在日常的活动中，其他诸如注意力、记忆力、观察力等无不在行为上表现出来，所以可以通过测量行为来了解心理。但因为间接测量多了中介环节，由此会受到一些无关因素的干扰，所以即使测量工具准确也不一定能保证结果准确，还需要对中介的环节加以控制。只有把中介环节控制好了，不让它对测验结果产生干扰，那么测验的结果仍然是可靠的。

二、相对性

对人的心理测量没有一个绝对标准，也即没有绝对零点，心理测量的结果只是把某人的分数与别人比较，从而得出结论。比如一个人在智力测验中原始分得了 50 分，与同龄人比较处于偏高的位置，由此得出其智商较高的结论。某人在某学科测验中得了 80 分，但同年级大多数人都在 90 分以上，那我们就说这人水平偏低了。心理测验的结果都是在与一个团体的分数比较后给出的，所以它永远是相对的。

三、客观性

任何科学研究都要做到客观，心理测验作为一种科学的方法也同样如此。所谓客观性是测验结果中完全是个人真实的表现，没有任何观察者主观的判断。虽然心理测量要控制的因素比物理测量多得多，做到完全客观不容易，但只要在心理测验中能满足标准化的要求，那结果会比较客观。

四、稳定性

由于人的大多数心理特征自身是比较稳定的，那么测验的结果也应该是稳定的。虽然测验的分数会随着发展或年龄的增长而变化，但因为心理测验的结果是与他人比较而得出，所以它是稳定的。

 ## 学习单元2 心理测验的技术原理

要想使测量的结果比较准确，选用好的心理测验是首选的条件。什么样的心理测验是好的？我们可以从其信度和效度上去考察。

一、信度

一个测验编得好不好，首先要看测得的结果是否一致或稳定。如果每一次测到的结果都不一样，那么人们有理由怀疑这个测验是不可靠的，因为作为一种好的测验，其结果必然是比较一致的。如果几次测验的结果相差很大，则说明测验中的误差很大，那么这样的结论就不能真实地反映一个人的心理特征。

评估一个测验的信度是否高，一般可以采用以下四种方法。

1. 重测信度

重测信度又称稳定系数，这是估计测验跨时间一致性的指标。它是采用同一个测验对同一批人前后进行两次测量，根据被试在两次测验中的得分来计算相关系数。相关系数越高说明测验的结果越一致。也就是说，测验结果不会随时间而发生改变。从理论上讲，一个人的心理是稳定的，因而前后两次测验的结果自然也应该是一致的，重测信度就是反映了这种特征。

2. 复本信度

有些测验不适合做第二次测量，所以无法计算其重测信度，这时可以用复本信度。所谓复本信度也称为等值系数，这是估计测验跨形式一致性的指标。一个测验如果有等值的两套题目，即 A 版和 B 版，那么对同一批人同时测量这两个版本，然后计算两个版本间的相关系数。因为两套测题无论从内容范围、数量、形式和难度水平等都是相等的，所以同一个人在这两套测验的结果上也应该是一致的，如果不一致则说明至少一个测验是不可靠的，也可能两个都不可靠。

3. 内在一致性系数

内在一致性系数又称为同质信度，即考察测验内部题目之间的一致性。这里的一致是指测题得分的一致，不是测题内容或形式的一致。一般来说，一个测验主要是测一种心理特征的，那么这个测验中的所有测题都与这一特征有关，也就是测题是同质的，那么被试对这些题目的回答也应该是一致的。如果各测题的得分之间有正相关，说明测验是同质的。相关越高，则测验的同质性水平越高。

内在一致性系数有以下三种计算方式：

（1）分半信度。把一套测验题目人为地分成两半，计算被试在两半得分之间的相关系数。

（2）库德—理查逊估计法。由于分半可以采用不同的方式，而不同的分半得出的相关系数不完全相同，为了克服由于不同的分半结果不一样，可以采用库德—理查逊估计法，它的结果就相当于各种分半所得的相关系数的平均值。

（3）克伦巴赫 alpha 系数。由于库德—理查逊估计法只适合于两分法的测题，如果是多级评分的测验就不适合了，这时可以采用克伦巴赫 alpha 系数。

4. 评分者信度

由于不同的评分者因学识、经验、态度、偏好、情绪等各不相同，因此给同一个被试的打分也会有不同。评分者信度就是考察不同评分者评分的一致性。在标准化测验中因为有标准答案，所以可以忽略不同评分者的误差，但对那些无法给出标准答案的测验，如作文测验、投射测验等，就需要考察评分者的信度了。估计评分者的信度就是随机抽取一定数量的试卷，让两位或多位评分者来打分，然后计算他们评分的一致性。

一个测验的信度不高说明它不可信，那就要慎用。

二、效度

测验的效度是指测验的有效性，即测验有效地测量到其所要测量的目标的程度。每个测验都是根据一定的目标而编制的，有的测验要测智力，有的要测学业水平，那么最后测验得出的结果是否能反映一个人的智力或学业水平，那就是一个测验的效度。

测验的效度比信度更重要，一个测验如果没有效度，那么信度再高也是没有意义的。

评估一个测验的效度一般有以下三种方法：

1. 效标效度

所谓效标是指一个也能反映测验目标的指标，比如工作业绩与职业选拔测验的结果，学业成绩与智力测验的结果等都可以有相同的目标。效标效度就是把测验的结果与效标成绩求取相关。因为效标能反映那个目标是大家公认的，如果测验结果能与效标分数有高相关，那么说明测验也测到了那个目标。

2. 内容效度

一个测验是否有效需要看看测验中的题目与测验的目的是否有关。如果测验中的题目能反映那个目的，那么这个测验就是有效的。内容效度包括两方面的概念，一是每一题是否与测验目的有关；二是整个测验是否涵盖了这一方面的所有内容，比如中学物理包括电学、力学、光学、热学和原子物理五个方面，如果一个中学生物理学业成就测验不能包括这五个方面，那么这个测验的内容效度就是有问题的。内容效度就是从测题和其涵盖程度来考察测验的有效性。

内容效度一般是请相关专家来对测验进行评估。

3. 结构效度

结构效度是指测验能测量到某一理论结构或心理特征的程度。每一个心理测验都是根据一种理论来编制的，如果测验的结果能反映理论上的观点，这个测验就是有效度的；如果不能反映这一理论的观点或结构，那么这个测验就是无效的。

每个测验都必须提供其效度资料，否则这个测验就是不可使用的。

三、分数

一项测验做完后会产生各种分数，每一种分数具有不同的意义。

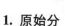

1. 原始分

被试完成一项测验后，主试按照测验的规定，对照标准答案评出了一个分数，这个分数在心理测验中被称为原始分数。原始分数本身是没有任何解释的意义，因为它没有参照。光有这个分数看不出表示什么情况，比如智力测验中得了 50 分，这时并不知道这个分数是表示智力水平高还是一般。因为原始分数是一个任意的分数，是测验编制者主观确定的分数。另外，不同测验的原始分也不具有可比性。原始分唯一的作用是由此去推导出量表分。

2. 量表分

量表分是将测验所得的原始分通过一定的数学模型转换而来的分数。它是一种有参照点和单位的分数，所以它是一种有意义的分数。这种分数有两个用途，一是可以提供个体在标准化样本中的位置，即参照他人来对他进行评价；二是提供可比较的量度，从而使对个体在不同测验中的分数比较成为可能。

量表分有各种形式，常用的有以下三种：

（1）百分位数。百分位数就是把所有的测验分数分成 100 个等级，看看被试是处于哪个等级上，从百分位数就可以看出一个人的测验结果，比如测验原始分转换成百分位数后是 80%，那就是说，在 100 个人中，他的成绩好于 80 个人，只比 20 个人差，相信这样的分数我们都能理解其意义了。百分位数的缺点是只能反映一个人在一个群体中的相对位置，而无法比较和说明不同被试分数之间的差异量。

（2）标准分（Z 分数）。标准分是将原始分转换成以平均数为参照点，以标准差为单位的分数体系。标准分的平均数是 0，标准差是 1。所以，如果一个人的测验原始分转换成标准分后为 0，那说明他正好处于最中间的位置。标准分的缺点是有负值和小数。后人提供了由标准分转换而来的各种分数。

1）T 分数。把 Z 分数乘 10，加 50，即 50+10Z，就得到了 T 分数。

2）Y 分数。把 Z 分数乘 100，加 500，即 500+100Z，就得到了 Y 分数。

3）离差智商分数。把 Z 分数乘 15，加 100，即 100+15Z，就得出了离差智商分数。

4）标准十。把 Z 分数乘 2，加 5.5，即 5.5+2Z，就得到标准十。

（3）标准九。标准九就是把原始分数转换成有 9 个等级的量表分，它的平均数为 5，标准差为 2。

四、常模

常模是一个群体测验分数的总体分布形态，一般用测验分数的平均数和标准差来表示，它能对个体的分数加以解释。常模就是各种导出分数，因为这些导出分数具有相等的单位，所以它能比较各种不同的分数。常模具有相对性，只能用来解释一个测验范围内的情况，如上海常模只能解释在上海范围内分数的意义，男性常模只能解释男性群体的分数分布状态，年龄常模只能用来解释某个年龄的情况。

常模有两种形式。

1. 发展常模

发展常模表示某一年龄心理发展的平均水平，用于衡量被试已经达到的发展水平。表示个体按正常途径发展，其心理特征方面处于什么样的发展水平。发展常模就是把不同年龄阶段的平均表现制成常模。发展常模的分数比较粗糙，所以不能用于精确的统计处理，但它能用于某些描述、临床病理诊断和研究。

发展常模有以下三种类型：

（1）智龄以年龄作为尺度来衡量一个人的智力水平。

（2）年级当量是以年级平均数为参照点的一种常模分数。

（3）顺序量表按照行为发生的一定顺序来判断发展得正常与否。

2. 组内常模

组内常模表示具有同一身份的人的平均水平。组内常模就是把个体的分数与测验范围内的整个团体作比较，以此来确定水平的高低或能力的强弱，组内常模有各种形式。前面提到的各种量表分都是组内常模的形式。

把测验的原始分与某一种或几种量表分组合成一张表以供使用者查找，这就叫常模表。

第三节　常用心理测验

 学习单元1　智力测验

一、智力测验的一般原理

1. 智力

智力这个词在当今是使用频率极高的心理学概念之一。但智力的真正定义是什么，至今在心理学界还没有一致的看法。有人说智力是逻辑思维的能力，有人则认为是一种学习能力，还有人认为是适应环境的能力，其他还有各种各样的观点。美国心理学界曾就什么是智力对众多学者进行了一次调查，结果是五花八门。心理学家波林为了平息这种争论，提出了一个极端的操作性定义，即"智力就是智力测验所测量的那个东西"。

在当前，西方心理学家对智力的看法有三种主要的意见：一是把智力看作是理解和推理的一般能力，二是把智力看成是具有正相关的各种特殊能力的总称，三是把智力看成以抽象思维能力为核心的多种认识能力的综合。在我国同意第三种观点的人占大多数。

由于对智力还没有形成一个确切的定义，大家众说纷纭，各执一词，这给编制智力测验带来了一定的麻烦。由于对智力的定义看法不同，因此每一种智力测验的结果可能只反映了智力的一部分，而不是全部。比如有人认为智力是一种学习能力，根据这一智力的定义来编制智力测验，测验中的题目都是反映学习能力的。按其他人的看法这个智力测验是不完整的，因为智力并不仅仅是学习能力，还有很多其他能力。这是目前智力测验存在的最大问题。

正是由于智力的定义至今尚不明确，因此心理学家现在更倾向于通过智力测验来评定人的能力的不同方面，而不是通过分数来描述一个人或裁决他是聪明或愚笨，也就是说不是通过测验来描述一般的智力，而是描述不同的能力，比如语言能力很好，空间能力较好，数的能力一般，操作能力较低等。当然智力测验最后总会给出一个智商的分数，但这个分数只是各种能力的总和而已。重要的不是看总和的分数，而是分析能力的各个方面。

2. 智力测验

智力测验就是指在一定的条件下，使用特定的标准化测验量表对被试施加标准化的测量，从被试的一定反应中测量他们智力的高低。换句话说，智力测验就是由经过专门训练的研究人员采用标准化的测验量表对人的智力水平进行科学测量的过程。

这个定义中包含了两个要点，即标准化的测验量表（即测验工具）和标准化的测验过程。标准化的测验量表是指根据一定的智力理论，采用一系列标准化的程序而编制出来的、能测定人的智力水平的一种工具。标准化的测验过程是指智力测验的实施有一套严谨的程序，人们不能随心所欲地做测验，而是必须严格按照测验的要求，亦步亦趋，不得越雷池半步。

心理学中的智力测验与在一些媒体上所进行的所谓智力测验是两码事，最关键的不同点就在于上述两个要点上。媒体上进行的智力测验实际上没有任何标准化的程序，所以它们最多只是智力游戏或智力竞赛而已。

过去对智力没有一种好的方法进行测量，自从比纳—西蒙智力量表问世以后，人们有了一种比较科学的方法来测量智力，这种智力测验就称为比纳式智力测验。它发展到现在已有 100 多年的历史了，近年来有点走下坡路的趋势，一些心理学家正在提出另一些新的方法来测量人的智力。

3. 智力测验的发展

智力测验经过了这么多年的发展，不断从简陋趋于完善，在内容和形式两方面都有了长足的进步，主要体现在下面几个方面：从个别测验到团体测验；从测量儿童到测量成人；从语言方式到各种形式；从年龄量表到点量表；从主要以判断推理到全方位。

4. 智龄和智商

比纳的贡献不仅在于他和西蒙共同编制了世界上第一个科学的智力量表，而且还在于对智力测验结果的报告提出了一种很好的方法。比纳—西蒙智力测验 1905 年版只是为了鉴别有问题的儿童，严格地说，那时的测验只是筛选测验。1905 年版的测验没有测量单位，常模也只有 50 名儿童的样本，更谈不到效度资料了。比纳也意识到这些都是问题，于是在 1908 年对测验加以修订，修订后的测验除了仍然要鉴别弱智儿童之外，还要能对正常儿童的智力高低进行评定，因此比纳提出了一个被后人称为智龄的概念（Mental Age，MA），用它来表示一个人的智力水平。比纳把测验题目根据年龄来分组，每个年龄组 6 道题目，做对一题得 2 个月的智龄。测验结果就是几岁的智龄。凡是智龄大于年龄的被认为智力高，智龄等于年龄的智力是中等，智龄低于年龄的则是智力落后。比纳利用年龄作为测量智力的准则，提出了智龄和实龄两个切实可行的测量单位，使得智力测验的结果变得简单明了，并且有意义。说某人的智力相当于 7 岁的水平，那么如果知道了其年龄就知道这个人的智慧程度到底有多高了。

智龄作为一种智力测验的单位具有开创性的意义，对于测验结果的报告切实可行，但它只表示一个人智力的绝对水平。不能比较不同年龄儿童的智力高低，这就不能满足社会的需要。所以，人们对这种测量单位不甚满意。于是一种新的测量单位应运而生，那就是智商。

美国心理学家、斯坦福大学教授推孟在 1916 年发表了他所修订的比纳量表美国版，他把它命名为斯坦福—比纳智力量表。这个修订版除了把原来的 51 道测题增加到 90 多道外，最突出的一个成就就是引入了智商的概念，也即对智力测验的结果用智商来报告。智商在英语中是 Intelligence Quotient，各取头一个字母即为 IQ。IQ＝智龄与实龄之比再乘上 100。智龄可以根据正确回答的题数计算出来，实际年龄是一个现成的指标。于是用上述公式就可以算出智商了。比如一个 8 岁儿童智龄为 7 岁，那么他的 IQ＝87。如果智龄也是 8 岁，IQ＝100。如果智龄是 9 岁，IQ＝113。

智龄是一种绝对智力水平，而智商则是相对智力水平。不同年龄儿童的智龄不能进行比较，比如一个具有 6 岁智龄的 5 岁儿童和另一个具有 11 岁智龄的 10 岁儿童无法比较谁智力水平高，虽然两人都是智龄比实际年龄高一年，但看不出谁更聪明。如换算成智商后结果就一目了然了。前一个儿童是120，后一个是110。

自从推孟在斯坦福—比纳智力量表中首次使用了智商，智商的概念就逐渐为世人所接受，并一直延续至今。这种智商被称为比率智商。

比率智商在使用过程中人们发现有一个致命的弱点。因为比率智商的基本假定是智力发展和年龄增长成正比，是一种线性的关系。但实际情形并非如此。许多心理学家的研究发现，智力发展在各个年龄阶段的速率是不同的，年龄越小发展越快，到了一定的年龄发展的速度会慢下来，然后再到某个年龄就不再发展了，也就是说，智力既不是等速发展，也不是无限发展。这就是心理学中著名的智力成长曲线。这条成长曲线是大家所公认的。对此有争议的只是各个关键点的年龄，如快速发展期（推孟认为在10岁之前，贝利和韦克斯勒认为在13岁之前），慢速发展期（推孟认为是10~18岁，贝利和韦克斯勒认为是13~25岁）和停止发展的年龄（推孟认为在18岁，贝利和韦克斯勒认为在25岁）。既然智力发展是不等速的，还有一个停止增长的时间，那么智龄既不是等距的，而且到了一定的年龄后还会停止变化，而年龄却仍在等速不断增长着，每年长一岁。这样比率智商就会出现年龄越大智商就越低的现象。所以，18岁以上的人如仍用比率智商来计算智商的话肯定是不准确的，会出现年龄越大智商越低的情况。

1949年美国心理学家韦克斯勒在编制他的韦克斯勒儿童智力量表中首次采用了离差智商，它以个人的测验分数与同年龄人平均数的离差程度来计算智商。这是计算智力测验结果方法上的一次改革，弥补了比率智商的缺陷。因此，这种智商立即被大家所接受，即使是斯坦福—比纳智力量表在1972年修订时也采用了离差智商。

5. 智商的稳定性和可变性

智商与智力是两码事。智力是测验的绝对分数，这个分数在儿童期自然是年龄越大，分值越大，但智商却不是如此发展的。前面说过智商是测验分数与实际年龄或同龄人的平均数之比而求出来的，因而智商一般是稳定的。既然智商是稳定的，那么如果有一次比较准确的测验就可以预测将来的智力水平及成就。当然这里有一点是要注意的：测验的年龄越小，对将来的预测性越差，尤其是婴幼儿期的智力测验结果不能很好地预测以后的智力发展。这是因为婴幼儿时期的智力测验内容与儿童期以后的智力测验内容存在着很大的不同，婴幼儿时期的智力测验比较注重对手的灵活性、视觉与听觉的敏感性等方面的测量，也就是比较侧重于对感知觉和运动方面的测量。而儿童期以后的智力测验则强调言语、抽象、问题解决和推理等能力。另外，婴幼儿期的智力发展存在着很大的可变性，婴幼儿智力测验的信度也较低，所以小年龄期的测验结果不能很好地预测未来的发展。

当然强调智商的稳定性主要是从总体的角度而言，对个体来说，也要提一下智商的可变性一面。一般智商的巨大变化是与环境的巨大变化有关，如父母离婚、经济状况剧变、教养或教育环境的变化等。另外，患恶性疾病、治疗和干预等都会造成智商的变化。

智力发展的不等速性也可能导致实际测到的智商有变化。有些人的智力发展速度与一般发展速度不相同，呈先快后慢或先慢后快的特征，如有的人早慧，他的智力发展早于一般的人，因而在一段时间里得到的智商分数也会较高，但以后的发展并不比别人好，所以到了一定时期后智商的优势就不再存在了。有的人大器晚成，在发展的前期智商始终不高，但到某个时期后突然加速发展。这两种人的智力测验结果可能会出现前后不一致的情况，也就是智商可能会有很大的变化，但如放在一段比较长的时间内去看，可能这只是发展长河中的一个涟漪。

6. 智力的分布和分类标准

在心理学中有一个现象是众所公认的，那就是智力是呈正态分布。最早推孟用斯坦福—比纳智力量表去进行大量的测试，对这些测试结果进行分析后发现，智商在 100 左右的约占 46%，而 130 以上和 70 以下都只有 3%，如图 6—1 所示。后来其他人的许多研究也证实了这一点。

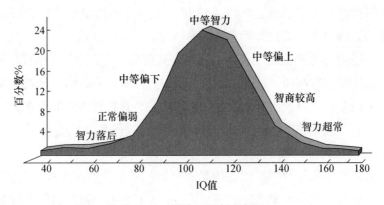

图 6—1　智力的正态分布图

根据智商分布情况，许多心理学家对智力水平加以分等，并进行归类。其中最著名的、最具有代表性的是推孟和韦克斯勒对智力的分类。

推孟把智力分成九等，见表 6—1。

表 6—1　　　　　　　　　　　　　推孟对智力的分类

IQ 值	类别值
140 以上	天才
120~140	上智
110~120	聪颖

IQ 值	类别值
90~110	中才
80~90	迟钝
70~80	近愚
50~70	低能
25~50	无能
25 以下	白痴

韦克斯勒把智力分成七等，见表6—2。

表 6—2　　　　　　　　　　**韦克斯勒对智力的分类**

IQ 值	类别	百分比	
		理论分布	实际样本
130 以上	极优秀	2.2	2.3
120~129	优秀	6.7	7.4
110~119	中上	16.1	16.5
90~109	中等	50	49.4
80~89	中下	16.1	16.2
70~79	边缘	6.7	6.0
70 以下	智力缺陷	2.2	2.2

对弱智还可从程度上来做进一步的区分，这样以便在教育上采取不同的对策，见表6—3。

表 6—3　　　　　　　　　　**弱智等级与教育对策**

IQ 值	等级		教育对策
55~69	轻度弱智	可教育	不能适应正常的学校教育，但在三个方面可以获得有限发展，即小学文化知识、一定社会适应能力和职业训练
40~54	中度弱智	可训练	接受训练后从事简单手工劳动
25~39	重度弱智	需护理	部分生活能自理
25 以下	极重度弱智	全护理	全程全方位护理

二、智力测验的理论依据

当代著名的心理学家斯腾伯格在他的著作《超越智商》一书中的第一句话是，"几乎没有一个心理学概念像智力这一概念那样如此广泛地被人运用和接受，但它又是最难以捉摸、令人困惑的名词概念"。心理学家对智力有过种种定义，至今仍无法统一。但有一点是发展了，那就是心理学家已不再把智力看作是单一的能力，而是一个综合的整体结构，由诸多因素构成，至于由哪些因素构成，各人的看法就不一致了。由此形成了当代的各种智力理论。下面简要地介绍主要的几种理论。

1. 二因素论

斯皮尔曼在对心理测验分数进行统计分析基础上发现只能提取出两个因子，所以他于1904年提出了智力是由两种因素构成的理论。斯皮尔曼发现在各种不同的心理能力之间往往具有很高的相关。由此他断定在不同的心智活动中有一种共同的因素在起作用，他把这个因素称为一般因素，即 G 因素。每一种智慧活动（图6—2中的1、2、3）都有 G 因素的存在，只是有的多一点，有的少一点。假如一种智慧活动 G 因素多，另一种少，那么这两种活动的相关就低。如果两种智慧活动的 G 因素都很多，相关就高，如图6—2所示。

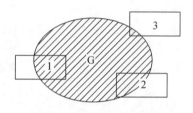

图6—2　智力的二因素图

每一种心理能力除了这个共同的 G 因素之外，还各有自己独特的因素，斯皮尔曼称其为特殊因素，即 S 因素，它因智慧活动的不同而各不相同。斯皮尔曼发现有 5 种特殊因素，即口语能力、算数能力、机械能力、注意力和想象力。他认为还可能有第 6 种因素，即智力速度。G 因素和 S 因素合并起来构成一个人的智慧活动的总体，决定了一个人心理活动的特征，这就是二因素论。斯皮尔曼认为，G 因素代表个人的一般能力，是一切心智活动的主体和智力的基础。个体间智力的差异是由 G 因素量的多少决定的。而 S 因素代表个人的特殊能力，只有在某些特殊场合才会表现出来。

这种理论对传统智力测验的影响是很大的，比纳量表和韦氏量表都是按二因素理论编制的，主要用来测量 G 因素。

2. 多因素论

多因素论认为智力含有多种因素，至少可以确定有三种大的因素，即社会智力（对人）、具体智力（对事）、抽象智力（对数和符号）。各个因素在不同的活动或不同的测验中具有不同的负荷量，如图6—3所示。多因素论反对斯皮尔曼的二因素论，特别是反对 G 因素的存在。虽然他们也承认各种能力之间有共同元素，但这些共同元素不是什么一般能力，

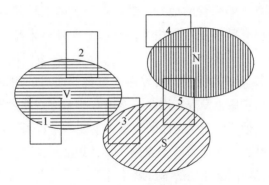

图6—3 智力的多因素图

只是各种特殊元素偶然相同而已，这种理论只承认特殊因素，而不承认有一般因素。

在图6—3中，V表示言语因素，N表示数量因素，S表示知觉因素。活动1、2、3之间有相关是因为在言语因素上有共同元素；4、5在数量上有共同元素；3、5较为复杂，3既有言语因素，又有知觉因素，5则既有数量因素，又有知觉因素。言语、数量、知觉是三个因素，而不是一般能力。

多因素论的代表人物是美国心理学家桑代克。他认为智力是脑中神经元相连合的数量，例如一个人的学习能力就是由这些连合数目和速度所决定的。他根据多因素理论编制了CAVU测验，这里C（completion）指填空、A（arithmetic）指算术、V（vocabulary）指词汇、U（understand）指理解。这也说明智力是由许多不同能力所组成。正式提出多因素理论的是桑代克的学生凯利。他认为智力有五种因素：空间关系的操作，计数的敏捷，处理言语材料的敏捷，记忆力，速度。严格地说，这种理论是一种二因素论的翻版，只是有几个二因素，而不是一个。

3. 群因素论

群因素论是由美国心理学家瑟斯顿于1938年提出来的。他认为若干种心理能力具有共同因素，但不是所有的心理能力都具有一个共同因素，也就是智力可以分成不同的组群，每个组群有一个共同的基本因素。每一组测验之间的相关便是由这个共同因素决定的，所以瑟斯顿认为智力不是桑代克所说的许多特殊能力的总和，也不是斯皮尔曼所说的G加S因素，是介于两者之间。瑟斯顿经过多年的研究，从56种不同的测验中分析出七种因素，即七个原始群或七个基本智能：语文理解，语词流畅，数学运算，空间关系，机械记忆，知觉速度，一般推理。这就是智力的群因素论。据此瑟斯顿在1941年编制了"基本心理能力测验"。这是著名的心理测验之一。

以上这三种智力理论都有欠缺的地方，比如瑟斯顿的群因素论本身就是对多因素论的一种发展，但其本身仍有不够完善的地方，瑟斯顿提出的七种基本因素按理应该各自独立，但却发现它们之间仍有某种程度的相关，所以瑟斯顿后来又补充了一个次级一般因素，即在七个基本因素之上还有一个范围更大一点的次级一般因素的存在。这样一来他的理论就向斯皮尔曼的一般因素靠拢了，所以后人称他修改后的理论为群因——一般因素理论。而斯皮尔曼提出二因素后也发现有许多不能用 G 因素来解释的现象，并且受到了桑代克、瑟斯顿等人的批评，他也修正了自己的理论，主要的是也承认群因的存在，在保留 G 因素的同时，也吸收了群因，他认为 G 因素是一切认识活动所共有的，S 因素则是各种认识活动所特有的，各种特殊因素相同的部分就是群因。后人称斯皮尔曼修改后的理论为一般因素——群因素理论。两种理论逐渐接近，使智力测验的理论日趋一致。

4. 智力层次结构论

英国心理学家维尔隆认为在智力的各个因素中有的因素更重要，或这种能力更一般。他认为斯皮尔曼的两个因素中实际上 G 因素要比 S 因素更重要，所以在他的智力层次结构模型中 G 因素是最高层。第二层为两个大因素群，即言语和教育方面的能力倾向；操作和机械方面的能力倾向。第三层是几个小因素群，每一个次级因素又可分为更小的因素或因素群。维尔隆认为越下面（层次越低）的因素对智力行为的影响越小，层次越高影响就越大。这种理论是对二因素理论的发展，也就是在 G 因素和 S 因素之间加入了大因素群和小因素群，如图6—4所示。层次结构论对当代智力测验的编制具有越来越重要的影响。根据层次结构编制的智力测验用途广泛，既可用于对一般智力的测量，也可取某一个大因素群甚至小因素群作为测量的对象。

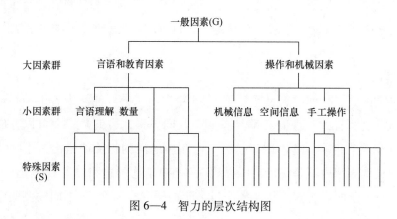

图6—4　智力的层次结构图

5. 流体和晶体智力理论

卡特尔把瑟斯顿的七个基本因素分成两种智力，一是流体智力，另一个是晶体智力。流体智力以神经生理发展为基础，随着神经系统的成熟而提高，相对不受文化教育因素的影响，如知觉、机械记忆、分类、图形关系、运算速度、推理等。卡特尔认为这些能力几乎可以参与到一切活动中，是一个人生来就能进行智力活动的能力。而晶体智力是通过社会文化知识经验而获得，如词汇、言语理解、常识等。这两种智力的发展模式不同。流体智力在早期的发展比较快，到青春期达到最高峰，随后保持将近10年的高原期，到30岁后便出现衰退现象。晶体智力的发展比较迟，青春期之后仍在向上发展，直到老年，衰退的迹象不明显。克雷奇在《心理学纲要》中曾提出，那些属于晶体智力的言语能力（词汇、一般知识）通常在80岁时只表现出稍有衰退，90岁时衰退也仅是中等程度的，如图6—5所示。而晶体智力在老年之前突然发生衰退，预示在5年内死亡的概率极高，这被称为智力的临终前下降。据研究，在生命的最后阶段会出现脑功能的显著变化。这一预测功能实际上也意味着晶体智力不会轻易发生衰退。

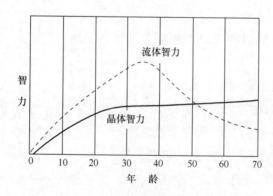

图6—5　卡特尔晶体和流体智力的发展曲线

6. 智力三维结构理论

美国心理学家吉尔福特认为人的智力结构可以从三个方面来研究，也就是有三种因素构成了人的智力结构，即内容（刺激性质）、操作（加工过程）和成果（加工的结果）。这三者构成了智力的完整图形。而如再进一步对这三者进行细分，又可区分出4种内容、5种操作和6种成果。

（1）内容。指引起心理活动的各类刺激，也是智力测验中所包含的各类测题的形式。有以下4种内容：①符号，本质上就是各种有特定意义的图形元素，如数字、化学公式、字母，甚至单词等都是符号。②语义，即词、句子的意义及概念等。语义内容也就是我们的语言系统。在大多数智力测验中这方面的内容占很大的比重。③图形，包括形状、大小、颜色等。④行为，指对社会技能的理解，比如一个孩子能否通过观察另一个孩子的面部表情辨别他所表达的情感。后来作者把图形又分成了视觉和听觉两部分。

这些不同内容的智力能鉴别不同的智能。一个学生在以语义内容为主的社会科学、语言艺术和某种数学课程中是佼佼者，但可能在以图形内容为主的工艺和美术课程方面是一个平庸之辈。

（2）操作。指各种刺激所引起的智力活动方式，也就是解决问题的心理过程。操作有以下 5 种：①认知，发现、感知、领会或熟知某些信息，比如图形认知就是看出一个物体是方的还是圆的，语义认知是知道一些词的意义；②记忆，短时或长时；③发散思维；④聚合思维（集中思维），归纳，演绎推理；⑤评价思维。

（3）成果。即智慧活动的产物。从简单到复杂分为 6 种：①单元，单词、数字、概念；②类别，一系列有关的单元；③关系，单元与类别的关系；④系统，用逻辑方法组成概念；⑤转换，从一个事物的认识转换到另一种事物上去；⑥蕴含，从已知的信息中观察某些结果。如图 6—6 所示。

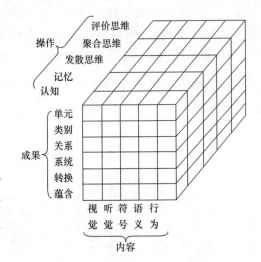

图 6—6　智力的三维结构图

一个人越多地具备后面的成果就意味着其智力水平越高。

这三个维度的不同组合可以构成 4×5×6 ＝120 种智力因素。比如在智力测验中有一个项目是复述，主试读一组阿拉伯数字，要求被试复述，用吉尔福特的智力理论来解释，在内容上是"符号"，在操作上是"记忆"，在成果上是"单元"，这就构成了一种符号×记忆×单元的智力。

经过长期的研究，吉尔福特和他的同事设计了各种测验，确认了 105 个因素，其他的还在研究中，他相信每一种因素都是可以测量的。

以上这些理论统称为传统的智力理论。20 世纪 60 年代以后，随着认知心理学的逐渐兴起，智力理论有了新的突破。人们更注重对智能活动内在过程的分析，出现了一股以新的智力观来取代传统智商概念的思潮。下面介绍三种新的理论。

7. 多元智能理论

美国心理学家加德纳认为智力不是一元的，瑟斯顿和吉尔福特的智力理论尽管已经考虑到智力的多元性，但所提出的智力结构却仍是不够完善的，应该被重新检验或替换。

加德纳认为智力应定义为解决问题或制造产品的能力，这些能力对于特定的文化和社会环境是很有价值的。

人脑经过了 100 万年的演变，已经形成了互不相干的多种智力结构。加德纳认为从对大脑的研究、跨文化比较、认知发展过程等方面的研究，可以确定有这么 8 种智能，并能

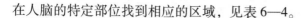

在人脑的特定部位找到相应的区域，见表6—4。

表6—4 智能与对应的人脑区域

智能	解释	区域	代表人群
语言智能	对语言文字的掌握能力	布洛卡区	如诗人
数学逻辑智能	数学和逻辑推理能力以及科学分析能力	某特定区域	如科学家
空间智能	在脑中形成一个外部空间世界的模式并能够运用和操作这一模式的能力	右半球	如水手、工程师、外科医生、雕刻家、画家
音乐智能	对音乐的感知、欣赏和从事的能力	右半球某一部位	如音乐家
身体运动智能	运用整个身体或身体一部分解决问题或制造产品的能力	运动区	如舞蹈家、运动员、牙科医生、手工艺大师
人际关系智能	理解他人的能力	额叶	如成功的销售员、政治家、教师、心理医生、宗教领袖
自我认识智能	深入自己内心世界的能力，即建立准确而真实的自我模式并在实际生活中有效地运用这一模式的能力	额叶	—
自然观察智能	观察自然界各种形态，对各种物体进行辨认和分类的能力	—	如植物学家、猎人、生态学家、园艺师、农民

这8种智能是独立存在的，其中一种受到伤害（生理原因）不影响其他智能，同样，其中某种能力强不意味着其他智能也强。

当今的智力测验更多地倾向于测量前两种智能，所以语言和数学好，智商就高。但当一个人一旦离开了学校是否仍能有良好的表现呢？也就是不再依赖语言和数学智能了，能否仍表现很出色呢？这就要取决于后面几种智能了。当代的智力测验太过于依赖前两种智能，如果儿童这两种能力不强就会把其他方面的才能也埋没了。

加德纳认为人与人的差别不在于智力的高低，而是在于人与人具有不同的智能组合。所以，智力测验的任务不是确定智力的高低，而要辨认各种智力的强弱。

加德纳认为智力不是仅仅通过纸笔测验就可以测出高低来的，所以他提出了一种全新的智力测验方法。

8. 三重结构理论（三元理论）

美国心理学家斯腾伯格认为传统的智力理论常常只看到个体的内部世界，而不注意其发生的外在条件，有的人可能智力很高，但由于外部条件不佳，不能得到发挥；有的人智力只是一般，但由于外部条件好，能百分之百地发挥。如果对这两人进行智力测验，结果智商可能相同，但这种相同不是真实的。也就是说，传统的智商概念只是一种对智力的静态因素分析，而非动态的。因此，它有很大的不足。但斯腾伯格也不是要彻底否定智力测验，他期望通过他提出的三重结构理论来超越而不是代替现有的智力测验，也就是智力测验仍应存在，只是需要补充完善。

斯腾伯格的三重结构理论是指智力的成分理论、智力的情境理论和智力的经验理论，如图 6—7 所示。

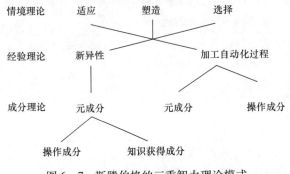

图 6—7　斯腾伯格的三重智力理论模式

（1）成分理论。成分理论是三重结构的核心内容，它阐述了智力活动的内部结构和心理机制，这一理论类似于传统的智力理论。但它用一种新的信息加工的语言来描述智力。这里的成分是一种最基本的信息加工单元。斯腾伯格认为智力成分从功能上可以分成三个层次，即元成分、操作成分和知识获得成分。

元成分是上位的概念，它用于计划、控制和决策的高级过程，同时它统领操作成分和知识获得成分。操作成分的功能是执行元成分的指令，进行各种具体的认知加工操作，对信息进行编码、推断、提取、应用、储存等一系列操作。同时向元成分提供反馈信息。具体任务不同，主体动用的操作成分种类也不同。知识获得成分的功能是学习如何解决新问题，学会如何选择解决问题的策略等。智力是元成分、操作成分和知识获得成分的函数。

仅就成分理论而言，它关注的仍是智力的内部特征，这与传统智力理论区别不大，只是它强调动态的过程而不是静态的分析。斯腾伯格理论的最大贡献是在于他还提出了两个完全不同于传统智力理论的理论，也就是从外部世界和经验世界这两个层面上去分析智力的本质，这是一种全新的视角，极大地丰富了智力的内涵。

（2）情境理论。斯腾伯格认为，如果至少部分地根据个体在现实环境中的适应行为来看待智力，那么不理解特定社会文化情境中环境是如何塑造智力结构同时又被智力结构塑造的，就不可能完全理解智力的本质。对外部环境分析能够说明在特定环境或某类环境中哪些行为或哪几类行为是智慧的。

从情境的角度可以把智力定义为"是指向有目的地适应、选择、塑造与人生活有关的现实世界环境的心理活动"。适应就是力图在个体与环境间达到一种和谐。环境具有相对性，不同的文化、不同的时代中智力有不同的内涵。当一个人不可能或不愿意适应环境时，就可以尝试用选择来达到与环境的和谐，比如雇员在一项工作中无法适应，他就可以选择另找一个工作。聪明人总是积极选择更有利于发挥其能力的环境，选择他们的聪明才智得以施展的环境。追踪一批智商在 140 的被试，中年后发现最成功的人是发现自己的特长，并从事这方面的工作，而不成功的人则没有找到自己有兴趣、适合自己的工作。但有的时候找不到另一项工作，则可采用环境塑造来与环境达到和谐，而不仅仅是简单地适应环境。大多数在某些专业领域成功的人士也即智力水平较高的人常常根据自己的想法去塑造该领域，比如在心理学中，20 世纪 60 年代的数学模型塑造了实验心理学，以后的计算机模型也部分地塑造了认知心理学领域。当然小的环境也可以塑造，人们经常试图改变生活中的某些方面以使自己过得更好。

情境理论从本质上揭示了智力的社会文化内涵。智力实际上是主体对生存环境的适应、选择和改造（塑造）的行为，所以特定的社会文化决定了其智力的范围，这也是编制智力测验的必要前提。

（3）经验理论。能否在不同的环境中把已有的智力表现出来。经验理论包含两个方面的内容：应对新任务和新环境时所要求的能力和信息加工自动化的能力。

智力包含处理新任务的能力。面对新的、过去没有遇到过的任务，从中可以鉴别一个人的智力高低。同时智力也包含对新环境的应对。有时候一个人在每天日常生活中表现得很好并不意味着他有高智力水平，只有在新环境中或特殊环境中也能很好地表现，也能把他内在的智力水平发挥出来，这才反映了真实的智力水平，比如在熟悉的环境中对某项任务会完成得很好，在不熟悉的环境中对同样的任务就束手无策。有的人在熟悉的环境中如鱼得水，换一个陌生的环境就不行了，甚至连正常地生活也有困难。所以，只有在任何环境中都能顺利发展才是智力水平高的表现。越聪明的人越能快速完整地处理新遇到的任务和环境。

有些复杂任务的信息加工执行起来是非常困难的，比如阅读，其操作运算次数、复杂性、速度要求都是不稳定的。但为什么仍能进行？这是因为操作中的许多运算已经自动化了，它们所需要的心理能量很小。这样阅读就能顺利进行。那么，这种信息加工自动化的水平也可以用来作为衡量智力水平高低的指标。

斯腾伯格认为处理新异性的能力和加工自动化的能力是智力的最基本特质之一。

三重结构理论对于传统智力测验所无法解释的现象能很好地说明，比如学业上不成功的人在事业上倒很成功，是因为缺乏成分因素，成分因素对学习的作用更大。

斯腾伯格还认为，智力落后者主要是成分技能的功能和自动化水平不完善的缘故，而超常智力主要是因为个体具备适应新异性，尤其是适应新情况的特殊能力。

9. 智力的 PASS 模型理论

斯腾伯格的三重结构理论只是希望超越传统智力观，而戴斯（Das）等人则要以一种新的智力理论来取代传统智力理论。这种新的智力理论就是 PASS 模型。所谓 PASS 模型是指"计划—注意—同时性加工和继时性加工"三级认知功能系统中所包含的四种认知过程。

戴斯认为，个体的智力活动有三个认知功能系统或单元：注意—唤醒系统、编码系统和计划系统。这三个认知功能系统既相互联系、共同作用，又是各司其职的。

（1）注意—唤醒系统。其主要功能是使大脑处于一种适宜的工作状态。它是心理加工的基础部分。它的功能如何会直接影响另两个系统的工作。过高和过低的唤醒都会干扰信息的编码和计划。

（2）编码系统（又称同时性加工—继时性加工系统）。它负责对外界输入的信息进行接收、解释、转换、再编码和存储。这一系统在 PASS 模型中处于关键地位，因为智能活动的大部分操作都在这一系统中发生。有两种加工方式：同时性加工是若干个加工单元同时开始信息处理；继时性加工是几个加工单元先后依次对信息进行加工处理。

（3）计划系统。这是 PASS 模型中最高层次的部分，它执行的是计划、监控、评价等高级功能。戴斯认为计划是人类智力的最本质之处，因为它涉及提出新问题、解决问题和自我监控以及应用信息编码过程的能力。

PASS 模型的三级认知功能系统直接从鲁利亚神经心理学中大脑三级机能联合区的思想发展而来，所以 PASS 模型不是一种纯思辨的构思，而有一定的实证性。鲁利亚在他的神经心理学研究中曾把人类中枢神经系统分成几个机能单元，如图 6—8 所示。

第一机能单元负责协调皮层的状态和维持注意，这是心理活动的基础，因为只有达到合适的觉醒状态，个体才能接受和加工信息。大脑处于觉醒的状态也为有意注意行为提供了可能。这一部分机能主要与脑干、间脑等部位有关。觉醒状态有助于加工过程的进行。但如高度唤醒会使注意狭窄，使个体的加工反而产生困难，药物、咖啡因、焦虑或应激的心理状态都能引起高度唤醒，所以考试焦虑、比赛焦虑影响发挥，也就是影响了加工的正常进行。

第二机能单元是使用同时性和继时性的信息编码来接受、加工和存储信息。它主要与大脑顶叶、颞叶、枕叶有关。

第三个机能单元是负责制定、调节和控制心理活动。它受制于大脑额叶。

三种机能或 PASS 模型各过程之间有一种动态的联系，它们相互联系而各自又有不同

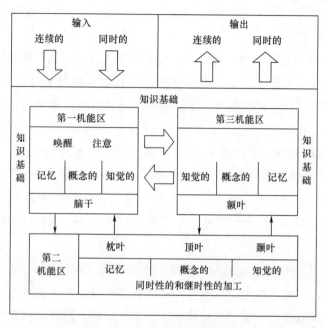

图 6—8　智力的 PASS 模型

的功能，从而保持其独立性。计划过程需要充分的唤醒状态，以使注意力能集中，反过来有效的计划过程又能抑制不合适的唤醒水平。采取何种加工过程也有赖于计划过程，它总是在计划控制下发生的。

　　戴斯认为，他们的理论为编制不同于传统智力测验的新的智力测验提供了一个"健全的理论基础"，从而可以替代传统智力测验。他们根据 PASS 模型设计了一个新型的智力测验，称为 DN 认知评价系统（The Das-Naglieri：Cognitive Assessment System，DN-CAS）。全量表由四个分量表十三项测验组成。这四个分量表分别测量四种认知过程。

三、著名的智力测验量表

　　智力测验发展至今已有 100 多年的历史。心理学家编制了无数的智力测验，其中较为出色的、比较有名的、被广泛使用的在这里做详细介绍。

1. 斯坦福—比纳智力量表

　　比纳测验问世以后被许多国家引进和修订，其中在美国就有好几个修订版，但做得最出色的是推孟的修订版。1916 年推孟第一次修订了比纳—西蒙智力量表，产生了斯坦福—比纳智力量表（简称斯比智力量表或 S-B 量表）。斯坦福—比纳智力量表不是简单地照搬照抄，而是对其中许多内容做了删减，并补充了三分之一的新内容。各年龄组的题目也重新做了调整和安排，并重新标准化。取美国人为样本（1 000 名儿童和 400 名成人），并首次使用智商的概念。

1937 年推孟对斯坦福—比纳智力量表进行了第二次修订。这一次修订除了内容上的一些改动之外，一个重要的改变是采用复本形式，即 L 版本和 M 版本。1960 年发行了第三版，删除一些过时的题目。题目重新做了编排（因为随着时代和文化的变迁题目的难度发生了变动），并把 L 和 M 版本重新合二为一。1972 年再次标准化，修订常模。1986 年发表了第四版斯坦福—比纳智力量表。修订者是美国著名的心理测验学家桑代克（R. L. Thorndike）、哈根（E. Hagen）和沙特勒（J. Sattler）等。这次修订前后共花了 8 年时间（从 1979 年起）。第四版斯坦福—比纳智力量表在测验的理论框架、测验题型、内容、施测程序及心理计量学上的观念等方面都有创新之处。2003 年又发表了第五次修订版。

（1）斯坦福—比纳智力量表的理论框架和测验构成（第四版）。第四版斯坦福—比纳智力量表以卡特尔的理论为依据，从流体和晶体智力的概念入手去进行测量，并加入了桑代克和哈根编制的认知能力测验。由此构成了一个认知能力的理论框架。这种模式是一个三层次的阶梯，共有 15 项分测验，如图 6—9 所示，并见表 6—5。

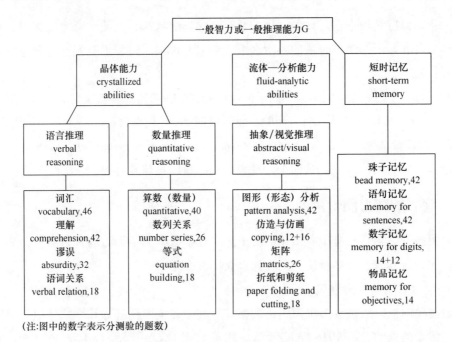

（注：图中的数字表示分测验的题数）

图 6—9　斯坦福—比纳量表第四版的理论框架和测验的构成

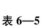

表6—5	斯坦福—比纳智力量表的理论框架和测验构成
分测验	测试方法
词汇	2~6岁儿童使用图画词汇，看物体的图画，然后要求回忆再认说出名称。7岁以上用口语词汇，即用语言解释一些词义，如信封、鹦鹉、钱币、升迁等
理解	一是看一张人体画，并指出身体的各个部位。二是提问回答。如"为什么在医院里要安静""为什么要用雨伞""肚子饿了怎么办""开车的人为什么要有驾照""为什么要借钱""为什么要投票选举"等
谬误	指出图画中不合理的地方，如"秃子梳头""小女孩在湖中骑自行车""自行车的轮子是方的"。这一分测验主要测量知觉、集中注意和社会理解
语词关系	给出4个词，要求根据前三个词的特征说出事物的相似之处，并与第四个词区别，如报纸、杂志、书本、电视；牛奶、水、果汁、面包。主要测量词语概念形成和推理
算术	测量数量概念和心算能力
数列关系	显现一组数字，后面有三个空格，要求推理，如20，16，12，8，___ ___ ___。此分测验用于了解被试的逻辑推理、坚持力、灵活性和尝试错误方法
等式	呈现一组数字、运算符号及等号的资料，如5，+，12，=，7。要求根据这些资料建立一个等式，即5+7=12。测量逻辑性、灵活性、坚持性
图形分析	有两种类型，一是把木块安放到合适的凹槽内，二是把黑白对称的方块合成几何图案。这一测验可以测量知觉组织、空间能力及手眼协调和操作能力
仿造与仿画	仿搭积木，仿画图形。用以测量综合知觉和运动过程
矩阵	非文字的推理测验，2×2或3×3的矩阵中缺少了一块，要求根据图形间的关系，选择一块补上。测量知觉推理
折纸和剪纸	根据折纸的方式及剪去的部分，从摊平的图形中选择一个匹配的。这涉及发现视觉化能力、空间思维和注意视觉线索
珠子记忆	有4种形状的珠子。一是先给被试看不同形状和不同颜色的珠子，然后再出示这些珠子的图案，要求指出。二是给被试看一个珠子的图案，然后要求凭记忆来穿置珠子
词句记忆	读一些句子，长度从2个词到22个词不等，要求复述
数字记忆	顺背、倒背数字
物品记忆	呈现一些常用的物品，一个一个呈现，呈现完毕要求被试按呈现顺序在图片上指出前面呈现的是哪些东西

（2）斯坦福—比纳智力量表的特点。斯坦福—比纳智力量表第四版与前几版比较有很大的变动。

内容上涵盖了更广泛的认知技能及信息处理能力方面的测试。前几版的斯坦福—比纳智力量表偏重于语言，第四版突破了这一倾向，范围扩大到数量、空间及短时记忆。

老版本的斯坦福—比纳智力量表是一种"年龄量表"，按年龄来编排测题，而第四版采用了分测验的形式，把相同类型的测题组合成分测验。现代测量的观点认为，测验工具必须能测量认知的能力，以便分析个人认知发展的水平与类型。每一个分测验实际上可以测到一种认知技能，也即是一项主要的智力因素。

斯坦福—比纳智力量表的传统是适应性测验，即每个人只接受那些难度水平适合于他实际水平的题目或分测验，这样对被试来说题目不是很容易也不会很难。这样做既有较高的测验信度和准确性，也节省了时间。新版仍保留了这种做法。

第四版斯坦福—比纳智力量表除了有一个总智商外，还可获得四个领域的分数，四个领域中分数的不同组合以及综合15个测验的个别分数，可以获得被试认知功能及信息处理技能方面详细的诊断和评估资料。第四版量表还建有不同能力组合的分测验常模，如果要了解某一方面的能力可以只做有关分测验，而不需要全部做。

斯坦福—比纳智力量表的测试对象是从2岁儿童至成人。

其题目的安排特别有助于识别弱智和超常者，如有些题目即使2岁儿童也能有80%的会做，所以不会做显然是智能不足者，有足够的下限；而有些题目18~32岁的成人也只有5%的人会做，做得出意味着智力超群，所以有足够的上限鉴定天才儿童和成人。

（3）测验的实施及评分。斯坦福—比纳智力量表的实施分两个阶段进行。第一阶段是测试词汇分测验，根据年龄选择起点，这个分测验的结果将决定该被试在测其他分测验时的起测点。第二阶段测试其他分测验。所有分测验的起测点由实足年龄和词汇测验的结果来决定，有一个专门的表一查便知。每一个分测验都有一个基本水平和上限水平，每个人不一样。当被试连续做对4个题目就是他的基本水平，达不到则倒退往前做，一直做到4题对为止。上限水平即是停测点。当连续出3或4个错，该分测验就停止。

斯坦福—比纳智力量表采取一边操作一边评分（因为要决定什么时候停止），所以对主试的要求很高。

斯坦福—比纳智力量表的评分比较简单，大多数题目是0，1记分，得分相加即是分测验的原始分数，然后查表转换成量表分。各分测验量表分相加，对照常模可获得4个领域的分数，再将领域分数相加，对照常模可转换出全量表的标准分数，得出离差智商（平均数100，标准差16）。

斯坦福—比纳智力量表虽然有15个分测验，但因为有些测验仅适用于某些年龄范围，所以一般来说每个人只需做8~13个测验，这样整套测验所需的时间在30~90分钟之间。

2. 韦克斯勒儿童智力量表

比纳以后在智力测验编制方面做得最成功和最富于成果的是美国心理学家韦克斯勒。

他把智力定义为"有目的的行动、理性的思维和有效地应对环境的整体能力"。据此韦克斯勒编制了一个系列的智力测验，并在智商计算、智力理论等方面独树一帜，真正是智力测验学界的泰斗。

（1）韦克斯勒测验量表系列的发展概述。韦克斯勒早年在纽约贝勒维精神病院工作。他在1939年就曾编制了韦克斯勒—贝勒维智力量表（Wechsler-Bellevue Intelligence Test），这套测验主要是用来评定成人的智力。当时斯坦福—比纳量表已十分流行，韦克斯勒之所以舍弃此量表而要自己编制测验是因为有这么几个原因。首先，当时的斯坦福—比纳量表的常模不适用于成人，虽然有成人常模，但题目太简单，表面效度太高而容易引起被试的反感；其次，韦克斯勒不太欣赏斯坦福—比纳量表所采用的传统的比率智商，因为韦克斯勒最初主要是测量成人智力的，比率智商在计算成人智商时有明显的缺陷；再次，仅有一个智商分数限制了测验诊断的功能；最后，斯坦福—比纳量表主要是一种语言量表，非言语的项目太少，这样就限制了在临床工作上的使用。有鉴于此，韦克斯勒力求编制一种全新的智力测验，不以年龄量表的形式，而以分测验的形式来组合测验。评分也采用点量表形式的积点计分法，并采用了离差智商来表示测验结果。这些都是韦克斯勒的首创。

1949年韦克斯勒首先编制了适用5～15岁学龄儿童的韦克斯勒儿童智力量表（简称WISC），并在1974年重新修订并建立了新的常模（简称WISC-R），修订后的量表适用的对象变成6～16岁，1991年发表了第三次修订版（简称WISC-Ⅲ），2003年又发表了第四次修订版（简称WISC-Ⅳ）。

1955年韦克斯勒在韦克斯勒—贝勒维智力量表的基础上加以修订并改名为韦克斯勒成人智力量表（简称WAIS），在1981年再次进行修订（简称WAIS-R），适用对象为16～74岁。1997年发表了第三版（简称WAIS-Ⅲ）。

为了使韦克斯勒智力量表能使用于学前儿童，韦克斯勒于1963年又将儿童量表再向下延伸，编制了韦克斯勒学龄前儿童和学龄初期儿童智力量表（简称WPPSI），在1988年也进行了一次修订（简称WPPSI-R），原来的适用对象为4～6.5岁，1988年修订后可用于3～7.5岁儿童。2003年发表了第三版（简称WPPSI-Ⅲ）。

韦克斯勒三套智力量表把从学前儿童直到成人都纳入了测量的范围，做出了一个智力测验的系列。韦克斯勒的几套量表编制的基本原理和特点都是一样的，操作、评分等程序也基本相同。

（2）韦克斯勒儿童智力量表修订版（WISC-R）简介。韦克斯勒把测验做了两分法，即把全量表分为语言和操作两大部分，然后每个部分又包含了6个分测验。分测验里的测题形式相同，并按难易顺序排列，见表6—6。

表 6—6 韦克斯勒测验各分测验

	分测验	具体内容
语言部分	常识	生活常识以及一般的知识，涉及天文、地理、历史、物品、节日名称等。这个分测验并不是要考查一个人的专门知识，而是由此来反映一个人对日常生活中可能接触到的事情的认知能力，比如"太阳落在什么地方？""一年分为哪四季？"
	类同	一组组配成对的名词，要求说出每一对词在什么方面相似，概括出每对事物的共同之处。这一分测验涉及较高的智能——概括推理能力，可以测量一个人的"一般因素"即 G 因素。这类测题在评分时除了正确性以外还从概括的深度来考虑，从抽象水平上概括要比具体水平上概括得分要多。例如：蜡烛和电灯相似的地方在哪里？都能发光和都是照明工具就是两种不同程度的概括
	算术	主要用以测量数量概念、计算及推理应用的心算能力，其中一部分题目由主试口述给被试，然后再心算答案，所以还需要具备一定的注意力、记忆力
	词汇	反映对语词的理解、表达能力和认知能力，这一分测验除了测量对词汇的了解程度外，还可根据解释词汇时运用的字、句和解说方式，判断其生活经验的优劣及接受教育的程度。测验中的词汇从字典中随机选来，并按难易程度排列，要求儿童对这些词做出解释，如"伞""帽子""勇敢""联合""苦恼"和"法律"等
	理解	题目涉及一些与自然人际关系及社会活动等有关的情景，比如"你把小朋友的皮球弄丢了应该怎么办？""为什么自行车要有牌照？""为什么说话要守信用？"等
	数字广度	顺背和倒背数字。数字的数量从短到长，直到被试背不出了为止，测验成绩以顺背和倒背的分数相加，主要测量注意力和短时记忆的能力，一般智力低下的儿童顺背数字往往不会超过 5 个，倒背不超过 3 个
操作部分	填图（图画补缺）	总共有 26 张图，图画里是日常生活中常见的物品，其中缺少了一部分，要求被试指出缺少的是什么。完成这部分测验需要运用注意力、视觉组织、记忆、观察辨别力
	图片排列	每组图片 3~5 张不等，可以组成一个故事。先打乱顺序呈现给被试，然后要求按逻辑次序将图片重新排列。这一测验测量不用语言文字而能表达和评价每个情景的能力，它需要视觉组织与想象等能力
	积木	有 9 块四方形积木，其中两面是红色，两面是白色，两面是半红半白。要求根据呈现给他的图案，用积木拼摆出来
	拼图（物体拼配）	一个图案被切割成不规则、大小不一的几块，如马、汽车、人脸等。要求被试在规定的时间里把它拼配起来。这部分测验需要具有视觉组织能力，视觉动作的协调能力，知觉部分与整体关系的能力
	译码	这是一种符号替代测验。告诉被试用一种符号代替另一种符号的规则，然后给出一组符号，请被试用另一种符号去替换，比如数字或几何图形符号
	迷津	要求被试用笔从中心沿着通道一直能走到外边

语言中的背数和操作中的迷津作为替代测验在必要时替换其他分测验，实际测验时每个人只需做 10 个项目。为了不使被试感到枯燥，语言和操作的内容是交替进行的。12 项分测验用尽可能多的方式从各个方面来探查智力。

测验做完后每个题目都对照标准答案给予评分，把各个分测验中测题的得分相加得到原始分数，然后根据年龄查转换表，得出量表分，把语言部分的 5 个分测验量表分相加，操作部分的 5 个分测验分数也相加，再分别查常模表就得到了言语智商和操作智商。把言语和操作的量表分相加再查表就得到了全量表智商。然后把各个量表分画在剖面图上，使人直观地了解被试各方面的能力情况。

对测验结果的分析不仅是看言语智商、操作智商和全量表智商三个分数，还可看言语和操作两种智商的差异程度，通常两种智商是基本平衡的，如一种智商比另一种显著地低或高，就有必要做进一步的检查。有几种可能性可以加以考虑：兴趣使然；认识风格；心理病理（如情绪失控和脑损伤）；在信息加工时的强或弱；在时间压力下的表现不同（操作分量表下的测验大都有时间限制的压力，成绩好坏可能与人格和脑病理有关）；感觉或运动的缺损等。

目前国内 WISC-R 有几个修订版，其中有北京师范大学为主修订的、上海第六人民医院修订的和湖南医科大学修订的。

3. 考夫曼儿童成套评估测验

考夫曼儿童成套评估测验（Kaufman Assessment Battery for Children，K-ABC。有时就简称考夫曼儿童智力测验）是美国心理学家考夫曼夫妇于 1983 年共同研究编制的一种儿童个别智力测验和学业成就测验。它是一种以戴斯 PASS 模型作为理论依据而编制的量表。随着认知心理学的兴起，人们试图从认知心理学的理论和观点来编制智力测验，以此来增进对人类智力的了解。在以认知心理学为基础的智力测验中考夫曼儿童成套评估测验是心理学家最为推崇的一个优秀测验，其影响力在不断增加。对于考夫曼儿童成套智力测验的特点，从他对智力的定义中可见一斑："智力是个体解决问题及信息加工处理方式的过程。"

考夫曼儿童成套评估测验主要用于评定 2.5 岁到 12.5 岁的正常儿童及特殊儿童的智力和学业成就水平。

考夫曼在编制该量表时有三个基本的设想：一是从认知心理学和神经心理学的角度来测量智力，这一理论基础有别于其他一些智力测验；二是不仅要测量已有的知识水平，还要了解解决问题的能力；三是所得到的分数可转换便于教育上的特殊安排，也就是根据测验的结果能提出因人而异的教育措施，特别是对特殊儿童。从中可以看出考夫曼量表的全新视角及运用前景。

为了有利于一些特殊儿童在测验时能得到公正的评价，考夫曼把智力量表中可以用手势、动作来进行的分测验挑出来，组合成一个非语言量表，便于对聋童和有语言障碍或不会说英语的儿童进行测验。除此之外，考夫曼还尽量减少语言文字对被试的影响。

考夫曼儿童成套智力测验一共有 16 项分测验，组成了三个分量表。

（1）继时性加工分量表。它包括 3 项分测验：①动作模仿，先由主试示范手部动作，被试按同样的顺序来模仿；②数字背诵，主试读一组数字，要求被试复述；③系列记忆，主试说一系列普通物体名称，然后被试逐一按顺序指出放在他面前的图画。

（2）同时性加工分量表。它包括 7 项分测验：①图形辨认，让被试从一个很小的裂缝中看一幅连续转动的图案，然后说出该图案的名称。大脑中各机能部位同时对视觉信息进行加工，用于评定大脑两半球的整合能力。②人物辨认，先看一张人脸像，然后再给一张有一群人的图片，要被试指出先前看到过的那个人，这是测量人脸辨认和短时记忆的能力。③完形测验，看一个部分完成的墨迹图，要求说出其名称。④图形组合，用三角拼板拼出指定的图案。⑤图形类推，给被试三幅图画，要他根据推理找出第四幅图来，完成一个推理概念。⑥位置记忆，先给被试看一幅图案，然后拿走图案，再呈现一张空白的格子纸，要他指出刚才看到的那个图案在什么位置上。⑦照片系列，给一组照片，要求按发生时间的顺序加以排列。

（3）成就分量表。它包括 6 项分测验：①词汇表达，说出照片中物件的名称；②人地辨认，逐一辨认照片中的人物和地点；③数字运用，辨认数字和计算数字的能力；④物体猜谜，主试说一段话，被试从中推断这个概念的名称；⑤阅读发音，念出主试呈现的字词；⑥阅读理解，被试自己阅读指导语，然后按指导语中的要求表演动作或做出表情。

成就分量表以崭新的方式来评定传统智力测验所包含的语言能力和学业成就，并由此与智力加以区分。考夫曼认为智力就是解决问题的能力，而个体所具有的知识则是成就，成就不应被包含在智力之中，这样就有别于传统智力测验。在传统智力测验中，后天习得的知识以及知识应用的技巧往往会大大地影响智商，因而智能与成就往往不易区别。考夫曼明确地把这些知识归入学业成就，更突出了智力只是解决问题的能力。

从以上三个分量表中可以看出，成就分量表与卡特尔的晶体智力类似，都是一种后天学习的知识与机能；而同时性加工和继时性加工则相当于流体智力。考夫曼只把后者作为智力的范畴，因为儿童面对新问题需要表现他们的适应和弹性的能力，而晶体智力只是过去学习的痕迹。当然对于儿童现有能力评价以及提供合适的教育及心理策略来说两者都是重要的。这里的成就测验与一般的学业成就测验不同，所谓学业成就测验是与具体教学内容有密切关系，被试已学过这方面的内容，而考夫曼儿童成套智力测验中的成就测验与课堂上所获得的知识无关。

做完测验后评出每一题的分数。把各分测验的原始分数计算出来，按年龄转化为量表分或标准分，然后分别构成继时性加工、同时性加工和成就三个量表的标准分。同时性加工和继时性加工相加构成智力量表的标准分，另外还有一个非语言的量表标准分。标准分平均数为100，标准差为15。

4. 麦卡锡儿童智能量表

美国心理学家麦卡锡（D. McCarthy）在她对儿童心理的多年研究中深感婴幼儿时期在智能发展中的重要性。同时她也认为婴幼儿期的各方面发展都是可以测量的，因而她在1972年编制了麦卡锡儿童智能量表，目的是要对儿童心理发展作综合的测定和评价。

麦卡锡儿童智能量表有3个特点：一是测验的材料近似于玩具，容易引起儿童的兴趣，而且测验的起点比较低，适合于弱智儿童。二是不受民族、地域、经济背景的影响。文化的影响也很小，所以别的国家使用时对测题几乎不必做什么修改。三是年龄范围在2.5~8.5岁之间，侧重于幼儿及学龄初期儿童。对于超过8.5岁的弱智儿童也可以使用，只需把测验结果转换成智龄，就可求出比率智商。

麦卡锡儿童智能量表分成5个分量表，即言语，知觉—操作，数量，记忆和运动，前三个分量表可组合成智能量表。量表总共有18项分测验。

（1）言语分量表。这个分量表有5个分测验，要求儿童用单词、词组或语句来回答包括短时记忆、长时记忆、发散思维、演绎推理的项目，以此来评定言语表达能力和词语概念的理解能力。这部分测验在传统智力测验中是预测学业成绩的良好指标。

1）图画记忆——呈现一组物品的图片让儿童看，然后拿走图片，要求儿童回忆出所看过的物品。

2）词语知识——看图，然后回答"这是什么"的问题；说话，要求儿童说出10个词汇的意义，词汇从具体到抽象，如"毛巾""外衣""工厂""音乐会""诚实""名人"等。

3）语词记忆——复述由单词组成的序列或句子；复述主试讲的故事。

4）词语流畅——主试给出一个范畴，让被试说出属于这个范畴的东西或动物，如属于"食物""交通工具""动物"等范畴的东西。

5）反义类推——主试说上半句，被试从相反的意思接下半句，如"象是大的，老鼠是____"。

（2）知觉—操作分量表。这一分量表包括7个分测验。它是通过操作玩具来测定儿童的推理、概括归类、模仿以及视知觉能力。

1）积木——让儿童模仿主试所搭的东西。这是一个非常容易完成的测验，主要是为了使主试、被试之间建立一种良好的关系。

2）拼图——让儿童拼动物或水果的图案，容易的只需把两块板拼起来，最难的则需要 6 块，而且是不规则的。

3）连续敲击——主试按一定的顺序敲木琴，然后要被试按同样的顺序敲，先后次序不能有错。

4）左右方向——确定儿童有没有左右方位的知识，其中有些是儿童自己的左右，有些是画片上男孩的左右（相对左右的概念）。

5）图形临摹——让儿童临摹一些几何图形。这种测验形式是心理学家常用的项目。在临床上可以用来诊断儿童学习上的障碍，比如知觉方面和神经学上的缺陷。

6）画人——让被试画一个与他同性别的人，然后根据他所画的人从 10 个方面评分。画人测验在临床上也是非常有用的，它可以提供有关儿童的智力和人格方面的信息。

7）概括归类——要儿童从大小、颜色、形状三个维度来对积木加以分类和归纳。

（3）数量分量表。这一分量表有 3 项分测验，用于测量儿童数的能力和对数量词的理解力，测题除了最难的两三个项目外，都尽量排除学校教学的影响。

1）数的问题——解答加减乘除的简单计算和数量知识的问题。

2）数字记忆——顺背和倒背数字。

3）计数与数的区分——测试儿童的计算方法及理解概念和数量词的能力。

（4）记忆分量表。这一部分没有自己单独的分测验，上述三个分量表中一些测验有记忆的要求，把它们组合成记忆分量表，如图画记忆、连续敲击、词语记忆、数字记忆等。

（5）运动分量表。这部分除了图画临摹和画人两项测验之外，另外还有腿的动作、手臂动作和动作模仿 3 个分测验。

麦卡锡儿童智能量表还专门对人的一侧化加以评定，因为有的心理学家认为，如果 5 岁以后尚未形成一侧化就意味着有智力落后的可能，所以一侧化的评定也可以作为一项指标。

把言语，知觉—操作和数量三个分量表的量表分相加就构成了一般智能的分数，然后查表就可获得智商的分数。

5. 瑞文测验

瑞文测验是英国心理学家瑞文（J. C. Raven）1938 年创编的一种非文字智力测验，适合于团体测验，主要测验一个人的观察力、推理能力以及清晰思维的能力。

瑞文测验原名"渐进矩阵"。最初的测验称为标准型，由 A、B、C、D、E 五套测验组成。每套 12 道测题。整个测验共有 60 题。测验是一张抽象图案或一系列的无意义图形构成的一个 2×2 或 3×3 的矩阵，矩阵右下角缺少一块，要求被试从提供给他的 6 块或 8 块小图案中挑选一块填补进去，使整个图形完整。测题是按从容易到难的原则依次排列，每套测验在智慧活动的要求上也各不相同，总的来说，矩阵的结构越来越复杂，从一个层次到多个层次演变，要求的思维操作也是从直接观察到间接抽象推理的渐进过程。这五套测验的内在关系越来越隐蔽、因素越来越多样，解决这类问题越来越依靠间接的抽象概括的思维能力——类比推理。只有对其中的演变规则分析并把握得越清晰，则类比推理越有把握。国内外一些研究证明，小于8岁的儿童一般只能解决第一、第二套测验题目及少数后三套测验中的题目，直至11岁左右类比推理能力逐渐发展，从而能掌握后三套测验中的问题。根据瑞文1956年发表的常模资料，标准型渐进矩阵测验总得分在14岁时达到最大值，此后10年保持相对稳定，随后每隔5年以均匀的速度下降。瑞文测验在20世纪50年代和60年代几经修订。

为了适合儿童和智障者使用，瑞文在原有A、B两套测验的基础上又增加了一套Ab，并把这三套测验套色以突出图形的鲜明性，构成了一个新的测验品种，即瑞文测验彩色型。

标准型对于智力超群者来说太简单了，没有鉴别的作用，于是瑞文又编制了高级型，其中高级Ⅰ型12题，高级Ⅱ型36题，专门用作智力超常者的测定。

国内现在有两种瑞文测验的修订本，一是标准型修订本，由北京师范大学修订；另一个是瑞文测验联合型，是把标准型和彩色型合二为一，由华东师范大学修订，可以用于5~75岁的年龄范围。

瑞文测验在使用时既可个别施测，也可团体进行，一般7岁以下幼儿和60岁以上书写有困难的老人以及智力落后者可采用个别测试，由主试记录答案，其他人均可团体进行。测验时间一般在30~40分钟。测验的指导语比较简单，只需向被试讲解第一套的第一题即可，被试理解后，从头到尾都不再需要指导。

瑞文测验的评分也很方便，它采取两级评分，即答对1题得1分，答错为0分。测验做完后只需对照答案表算出总分，然后把此分数与常模表对照，就可以换算出百分位数和智商分数。

由于瑞文测验具有一般文字智力测验所没有的特殊功能，可以在语言交流不便的情况下实施，适用于各种跨文化的比较研究，且容易操作，省时省力，是大规模筛选的理想工具。

6. 丹佛智能筛选测验

过去人们给婴儿检查身体往往忽略发育上的不足，因为表面上看好像并没有什么不正常，体格上没有什么问题，也没有先天性伤残等。但入学后学习情况始终不佳，于是人们联想到过去也曾发现他们有种种发育上不足的现象。针对这样早期容易被忽略的发展不足，美国丹佛的学者们设计了丹佛智能筛选测验（Denver Developmental Screening Test, DDST），供保健工作者早期发现儿童的潜在问题。

DDST 最初是根据丹佛城人口情况而定出的标准，后来在其他地方使用也同样取得了很好的效果，所以制定了全国常模在美国推广。

DDST 适合于 0~6 岁的婴幼儿。

该测验有 105 个项目，分为四个能区：应人能，小儿对周围人们应答能力和料理自己生活的能力；细动作—应物能，小儿看的能力，用手摘物和画图的能力；言语能，小儿听、理解和语言的能力；粗动作能，坐、行步和跳跃的能力。

每一个项目的发展水平以图来表现，根据图中所给出的年龄（月）来判断儿童发展的状况，比如走路，如图 6—10 所示。

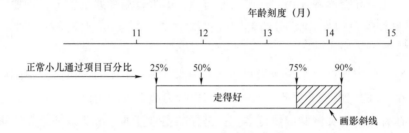

图 6—10　走路的发展水平图

凡结果超过 90% 以上线称为迟长。如该项目条超过年龄线，小儿不会那是失败，如图6—11 所示。

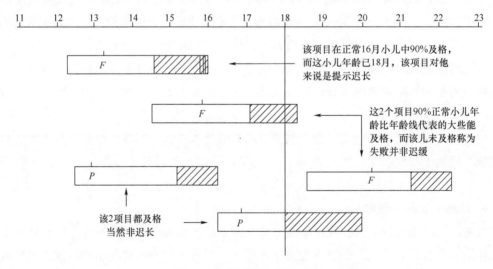

图 6—11　迟长和失败的图示

如果一个儿童有 2 个能区具有 2 个项目以上迟长，或 1 个能区具有 2 个项目迟长，加上 1 个以上能区具有 1 项迟长和同区通过年龄线的项目都失败，那就是异常。

如 1 个能区具有 2 个项目以上迟长，或 1 个能区具有 1 项迟长和同区通过年龄线的项目都失败，那是可疑。

同类的量表还有格塞尔发展量表（0~3 岁）。这类量表一般不给出智商分数，只是一个发展商数（DQ＝DA/CA）（发展年龄与实际年龄之比），但其结果与比率智商有较高的符合率。也就是发展商数对将来的智商有一定的预测性。

这类测验的实施需要一定的实践经验，而且还要有很高的婴儿照料能力。

四、适应性行为测验

在对儿童的智力评定中，尤其是对弱智儿童的智力评定时，除了使用智力测验之外，国外现在还普遍采用社会适应性测验作为辅助手段，用以正确地诊断弱智儿童。因为传统的智力测验所获得的智力不全面，它只反映了部分的智能行为。智商更多地说明被试与学业有关的能力，而适应行为量表则更多地说明在后天环境下的社会适应能力，二者合并使用能比较全面地评估总的智力功能。因为智能不仅仅表现在学业方面，也表现在日常生活中。所以，美国智力低下协会现在规定，弱智儿童除了 IQ 低以外，还要在适应行为方面也表现出迟滞，两者缺一不可，并在法律中规定下来。

所谓适应性行为是指个人独立处理日常生活与承担社会责任达到他的年龄和所处社会文化条件所期待的程度。也就是指个体适应自然和社会环境的有效性。而适应性行为评定量表则是评估个体这些行为有效性的心理测验工具，属于一种能力评定量表。这类量表现在已被广泛用于智力低下的诊断、分类、训练及特教领域。

在国外这类量表已进入临床常用心理测验工具之列，占有重要的地位。但在我国评定儿童适应性行为的量表并不多，真正有全国常模的更少。

以下介绍的是湖南医科大学姚树桥和龚耀先编制的"儿童适应性行为评定量表"，用于 3~12 岁低智力和正常儿童，发表于 1994 年，共有 8 个分量表（见表 6—7），用于评定包括 59 个项目中的近 200 种行为。

表 6—7　　　　　　　　　　"儿童适应性行为评定量表"的 8 个分量表

分量表	主要测试内容
感觉运动	测试视觉、听觉、肢体功能，双手控制能力，走和跑，身体平衡等
生活自理	测试饮食、餐具使用技巧、大小便自理能力与排便训练、穿脱衣服、穿脱鞋、洗手、洗脸、洗澡以及综合能力
语言发展	评定发音清晰度、理解指导语、计数、复合句、对话、词的使用、书写、阅读、综合语言功能

分量表	主要测试内容
个人取向	测试诸如注意力、主动性、被动性、持久性、业余活动、就餐习惯、卫生习惯、更衣习惯、衣服管理习惯和学习与劳动习惯
社会责任	评定和他人交往、集体活动，助人、自私、了解别人，一般责任感、社会成熟、保管个人物品、替别人着想等
时空定向	测试时间概念、空间定向、利用交通工具方面的技能
劳动技能	测试准备就餐、房间卫生、一般家务、洗折衣服、洗餐具、做饭菜、职业工作等家务和职业劳动技能
经济活动	测试差遣购物、购物技巧、钱的管理和理财技能

这8个分量表既可以分别评定8个方面的行为，也可再组合成三个因子，即独立功能因子（感觉运动，生活自理，劳动技能，经济活动）、认知功能因子（语言发展，时空定向）和社会/自制因子（个人取向，社会责任）。

该量表分别编有城市和农村两种常模，这是考虑到城乡间存在的自然环境，社会习俗和经济文化水平的差异，同时结果统计时也发现确有城乡差异，而且很显著。

适应性行为的水平等级共分8个等级，见表6—8。

表6—8 适应性行为的水平等级

适应商数（ADQ）	分级	人数
≥130	极强	2.27%
115~129	强	13.59%
114~85	平常	68.26%
84~70	边界	13.59%
69~55	轻度	2.14%
54~40	中度	0.13%
39~25	重度	0.02%
<25	极重	<0.001%

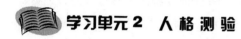
学习单元2　人 格 测 验

人格测验是除了智力测验外另一个被广泛使用的测验类别。因为人格所包含的范畴比较大，它差不多可以涵盖除认知之外的所有方面，所以人格测验在心理测验中影响也是非常大。

一、人格测验的一般原理

人格常常与另一个名词混用，即个性，这是两个同义词。人格不只是心理学中使用的概念或词汇。在哲学、法律、文学、社会道德等领域我们也经常会听到这个词。在日常生活中我们经常能听到人们在频繁地使用人格或个性，"这个人很有个性""你怎么没有一点人格？"这里人们所说的人格其实只是心理学中人格的某一个侧面或一个局部而已。至于在心理学中对人格是如何来定义的，至今也尚未统一。但人格的3个特征则是大家公认的。

1. 人格的独特性

人与人之间在所有心理方面都有个别差异，人格的个别差异就更明显了，人格就像人脸一样，世界上没有两张一模一样的脸，世界上也没有两个人的人格是完全相同的。这种差异性便是人格的独特性。

2. 人格的统一性

一个人的人格一旦形成，不管面对什么事或人，他都会有一种统一的行为。除非人格发生病理变化，如变成双重人格或多重人格。也有的人为了某种目的而要故意掩饰和伪装。但那是外部的表现，内心仍是一致的。偶尔有些不同的行为表现不能作为双重人格的表现，如一个人一向是很乐观的，但一到考试就有点发怵，担心自己会考不好。这种悲观情绪只是局限于某种情景中，所以在人格上他仍是一个乐观主义者。

3. 人格的恒定性

人格一旦形成就是稳定的，用一句中国的俗语来形容最恰当，"江山易改，禀性难移"。一般认为，人到20岁时人格开始定型，30岁以后便十分稳定，通常不会再出现大的人格改变。就是说人格形成后在长时间里都相对稳定。当然不是一点都不变，当人碰到某种重大灾难或悲剧等特殊生活事件时，其人格也会发生变化，但即使有变化也是缓慢的，而且后来的变化也以原有的人格为基础。正因为人格是恒定的，人们才可以去测量它。

心理学家们从不同的侧面去认识人格，有的从可见的、能给人们印象的行为特征方面去定义，有的从内在动机和态度，还有的则从无意识入手去研究人格，这样就构成了各种关于人格的理论。

人格测验的内容是非常广泛的。如果对心理测验做一个最粗的划分，则有两大类，一类是认知测验（智力、能力倾向、特殊能力、知识技能和学业成就等测验）；另一类是人格测验，它包括认知测验以外的所有测验。

在心理测验中对能力的测量要比对人格的测量容易些，因为能力测验的评价比较客观（通过—未通过，或者通过多少），而对人格的测量就复杂得多，因为大多数人格测量是让被试做主观的报告，主观的报告就免不了受各方面因素的影响，尤其是受到社会环境的极大影响。社会规范、道德准则、行为标准等都会影响被试的反应。他在测验中对测题的回答有时不是根据"我是怎么样"，而是"我应该怎么样"来回答。这样那些与社会规范、道德准则不一致的想法、行为就会被掩盖起来，或者拒绝回答。有的人要故意装好，或者尽管不是如此，但仍要表现得好一些。

这里说人格测验困难并不是说人格不能测量，只是要求人格测验编制要更科学，更合理。要想方设法让被试能够说真话，或者让他无法掩饰。

最早提倡用科学方法测量人格的是高尔顿（Galton），他在 1884 年发表的《品格测量》一文中说："构成我们行为的品格是一种明确的东西，所以应该加以测量。"他还编制过一个评定品格的量表，可以说这是测量人格的初步尝试，但这还不是真正意义上的心理测验。现在人们公认的人格测验先驱是克瑞普林（Kraepelin）和荣格（Jung）。他们用自由联想法和单词联想法来测试个体的人格。他们给被试一些经过专门挑选的词作为刺激，要求被试对每个词做出反应，即说出看到或听到刺激词后最先想到的东西或词，如果反应不寻常或迟疑，可能显露被试的心理冲突或情结。正式的人格测验开始于 1919 年，其标志是由美国心理学家武德沃斯（Woodworth）编制的"个人资料记录"（Woodworth Personal Data Sheet）。这是当时为第一次世界大战挑选美国士兵而编制的。这个测验共有100 道题目。这些测题是通过精神病学文献和精神病医生的会议这两条途径收集有关神经症和前神经症一般症状的信息。参照这些症状编制了测题。这些题目涉及恐怖、强迫、噩梦、睡眠障碍、过度疲劳、身心症状、幻觉、运动障碍如痉挛和震颤等方面的问题。

目前的人格测验已有几百种。由于人格的构成比较复杂，心理学家对此的看法又不尽相同，而且人格是动态的不是静态的，它常常会随着情景的变化而有所变化（如一个内向性格的人在熟人或家人中可能不是那么沉默，经常能谈笑风生，而外向性格的人碰到陌生人与陌生环境可能也会拘谨）。因此，对人格的测量不是很容易。目前的人格测验还处于

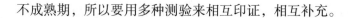

不成熟期，所以要用多种测验来相互印证，相互补充。

二、人格测验的理论依据

在心理学中从结构上对人格的解释可以归纳成两大学派的理论体系。每一种体系又有各种不同的理论。

1. 特质论

所谓特质可以解释为特性。内外向是一种特性，情绪稳定与否是一种特性，活动性水平是一种特性，交往倾向也是一种特性。持特质论的心理学家认为，人格特质是人所共有的，只是每个人在每一种特质上的量各不相同，有的多，有的少，这就形成了人与人之间在人格上的差异。不同的特质水平组合就形成了各种人格类型。

对于特质的解释因人而异，这样就形成了各种特质论。

（1）奥尔波特的特质论。奥尔波特（G. Allport）认为人格结构的单位就是特质，特质就是以某种特别的方式做出的一种反应倾向。特质组成了一个人完整的人格结构。特质又是一种神经心理结构，它导致了人在行为上具有一致性，尽管在不同的情境中可能会有不同的表现，但总体上能表现为某一特质。如一个人具有谦虚的特质，虽然在不同的情景中表现会稍有不同，但总体上都能体现出谦虚的特征来，见表6—9。

表6—9 谦虚的特质

情境	特质	行为
和领导一起		留意、小心、顺从
访友		文雅、克制、依从
遇见陌生人	谦虚	笨拙、尴尬、害羞
和母亲共同进餐		热情迎合
同伴赞扬时		不露面、不愿引人注目

而具有不同特质的人在相同情景中则有不同的表现，如同样面对陌生人，具有友好特质的人和具有怀疑特质的人有不同的行为。

奥尔波特认为特质比习惯更具有一般性，人具有各种习惯是因为他有不同的特质，比如刷牙、洗手、打扫卫生是卫生习惯，但在这些行为习惯背后是一个人具有爱清洁的人格特质。

一种社会或文化中个体都有的特质称为共同特质，它可以被看作是一种民族性或国性，也表示了这个社会或文化比较看重的特质。但这不是人格心理学要研究的内容，人格研究所关心的是个人特质。奥尔波特认为个人特质可划分为三类：第一类为重要特质，它在个人生活中居统治地位，支配着人的基本行为，影响着一个人的所作所为，是衡量人的標准。第二类为中心特质，它的概括性比重要特质低，是由一些在某种程度上独立而又彼此联系的特质构成的。这些特质构成一个人的独特个性。第三类为次要特质，是个人在特定行动中表现出来的特质。奥尔波特认为每个人都有5~10种重要的个人特质。另外还有若干种次要的特质。

（2）卡特尔的特质论。卡特尔（R. B. Cattell）认为人格特质是人格结构的基本元素，它是一种心理结构。卡特尔是运用因素分析法来寻找和确定人格的特质。经过几十年的研究，他提出了许多人格特质。这些特质相互间形成一种层次结构，如图6—12所示。

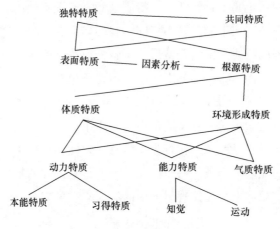

图6—12　人格特质的层次图

第一层是独特特质和共同特质。共同特质是人类所有社会成员所共同具有的，但在每个成员身上的强度不同，另外它还会随着环境而发生变化。在共同特质中基本的特质比较稳定，而与态度或兴趣有关的特质则不那么稳定。而独特特质是单个个体所独有的。

第二层为表面特质和根源特质。在奥尔波特研究的基础上，卡特尔用群集分析法把奥尔波特归纳出来的171个特质合并成35个特质群，他称此为表面特质，这是人格的"可见部分"，然后对这35个表面特质再进行因素分析，得到了16个根源特质。卡特尔认为，表面特质直接与环境接触，所以常常会随着环境的变化而变化，是从外部可以观察到的行为；而根源特质隐藏在表面特质的后面，深藏于人格结构的内层，是一个人行为的最终根源，它必须通过表面特质作为媒介用因素分析的方法才能发现，比如大胆、独立、坚韧性等人格特质可以在个体身上直接表现出来，这些都是表面特质，但它们在统计学上彼此有很高的相关，经过因素分析发现它们有一个共同的根源特质，即"自主性"。所以，每一个根源特质都控制着一簇表面特质。根源特质之间相互独立，相关很小。卡特尔推断所有的个体都具有相同的根源特质，但每个人的强度不同，比如每个人都有合群性这一特质，只是在不同的人身上表现不同，有的人非常合群，有的人一般，而有的人不合群，一个人合群不合群就决定了他的许多行为，比如交友的质量和数量，在人际交往中的行为等，而这些都是合群这一特质的外部表现，也就是合群这一根源特质的表面特质。人与人之间在特质水平上的差异也就决定了人与人之间有不同的人格。卡特尔的人格测验就是按此理论来编制的。

第三层是体质特质和环境形成特质。这是把根源特质按是由遗传还是环境决定的作进一步的划分，比如乐群性是体质特征，主要是由遗传决定。实验性则主要是由环境决定的特质。16种根源特质非此即彼。

第四层包括三个方面的特质：能力特质，气质特质，动力特质。能力特质决定一个人如何有效地完成某一项任务，它是人格的认知表现，智力是最重要的能力特质。气质特质描绘了一个人在获取他的目标时是如何行动的，比如是温和的还是暴躁的。动力特质使人朝着某个目标行动，它是人格的动机因素。

最下一层是由动力特质中区分出来的本能特质和习得特质，从能力特质中区分出知觉和运动特质。

（3）艾森克的人格维度理论。艾森克（H. J. Eysenck）也是用因素分析来确定人格，这一点类似于卡特尔，但他是在更高的组织层面上来描述特质类型的，他认为，各种根源特质也不是完全独立的，它们相互之间仍有相关，所以对它们还可进一步归纳，艾森克认为用维度来解释人格更合理，所以他的人格理论被称为维度理论。艾森克的人格理论只有三个基本的维度，即内外向、神经质和精神质。其中内外向和神经质与卡特尔的16个因素的进一步分析结果是相似的，也就是说将卡特尔的16个特质做进一步的聚合或分组，就可得到艾森克的类似于内外向和神经质的二阶因素。艾森克认为他提出的这三个人格维度既有社会性特点，又具有机能上的特点。比如，在社会性方面，外倾的人好交际，喜聚会，有很多朋友，好热闹，冲动；内倾的人较安静，好反省，谨慎，熟虑，不冲动，喜欢有规律的生活，不喜欢冒险，学业成绩很出色。在机能上，内倾的人对疼痛敏感，较容易疲倦，较少受暗示；而外倾的人正好相反。另外，在神经质和精神质维度上也如此。

艾森克认为内外向和神经质是两个互相重叠的人格维度，这样形成了四种人格类型32种人格特质，如图6—13所示。

从图6—13中也可以看到人格类型与气质存在着一定的关系。

在艾森克以后还有不少人也提出了三因素模型，有的是基于因素分析的结果，也有的是从生理机能上的个体差异而得出的。它们虽然与艾森克的理论不完全相同，但有很大的相似性。

（4）大五人格模型。这一理论最早是由美国心理学家科斯塔和麦克雷（P. T. Costa,

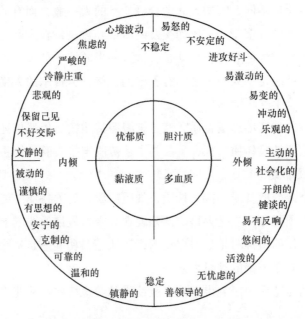

图6—13 内外向和神经质的两维构成32种人格类型及四种气质

R. R. McCreae）在1975年左右提出来的。大五人格模型是一种由五种因素构成的理论，它的五因素是外倾性、宜人性、责任心、情绪稳定性、开放性。这也是因素分析的产物，它也是通过对卡特尔16种因素进一步归纳而来。这五个因素涉及人格中最主要的维度，几乎所有的特质都可以与这五个因素有关，如图6—14所示。

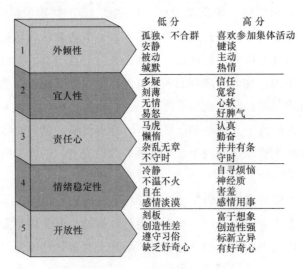

图6—14 大五人格的五大因素

外倾性，用于评估一个人是内向还是外向；宜人性，得高分者对人友好，有教养和关心他人，得低分者则冷漠，自我中心或对人抱有敌意；责任心，责任心强者一般自律性也很强，工作努力、认真，而缺乏责任心者往往办事马虎，不可靠；情绪稳定性（或称神经过敏倾向），得高分者情绪消极，有神经过敏倾向，多是"坏脾气"；开放性，得高分者聪明，不拘泥于过去经验，对新思想持开放态度，并努力使自己的修养水平不断提高。

大五人格模型不断得到其他研究的证实，尽管各种研究给出的五种人格因素的名称稍有不同，但有五种因素的结论被反复验证。

对大五因素的测量有科斯塔和麦克雷 1992 年编制的 NEO 五因素调查表（NEO-PI five-Factor inventory）。

其他人格的特质理论还有吉尔福特的七因素特质模型，这七个因素为需要、兴趣、态度、气质、能力倾向、形态、生理。

2. 精神分析学派的人格理论

精神分析学派的人格理论是所有人格理论中内容最复杂、影响最大的。他们强调人格研究必须探索人格表面之下的东西，即要深入到人的潜意识中去分析人格，了解那些使人产生活力的东西，如内驱力、冲突和能量等。由此带来了一场人格理论的革命。

（1）弗洛伊德的人格理论。弗洛伊德认为人格由三大系统构成，即本我、自我和超我。

本我是人格的基础，是遗传下来的本能，也是自我和超我发展的基础。人在出生时只有一个人格结构，即新生儿只有本我。它是天生的，位于潜意识中，是人格的生理成分。它要伴随人的一生，所以是人格中的一个永存的成分，在人一生的精神生活中都起着重要的作用。

自我是个体出生后受社会文化的影响而逐渐从本我中分化出来的，它位于人格结构的表层，所以是在意识中的，是人格中的主要部分，是人格的心理成分。自我是外界和本我的调节者，它一方面要让本我的各种原始本能得到满足，另一方面又要监督着本我的活动，使之与外界的要求一致。

超我是人格中的最高监督和惩罚系统，是人格中的社会成分。在和环境的交往中，儿童不仅发展了自我，而且还知道了什么是对的和什么是错的，能够对正确与错误进行辨别。这就是人格中的超我。超我有许多清规戒律，强迫自我遵守。而这些清规戒律都是来自内心。

这三个系统保持平衡，人格就得到正常发展，如不平衡就会产生焦虑，导致精神病和人格异常。

（2）荣格的人格理论。荣格认为人格是一个有三个层次的结构：意识，个人潜意识，集体潜意识。最上层是意识，它像一个岛，是人们可以看见的部分，它是通过感知、思想、情感逐渐发展起来的。意识下的一层是看不见的，那是个体潜意识，这一部分就像岛紧贴着水面的部位，有时会随着潮汐运动而露出水面，它是曾经被意识而后来被压抑的经验，或一开始就没有形成意识印象的经验。最下面的那层是集体潜意识，它是遗传下来的东西，为集体所共有的潜意识，它反映了人类在以往的历史进化过程中的集体经验，它不是个人习得的，而是包含着人类祖先在内的各个世代遗传下来的经验。它从来不会出现在意识中，是人格的最底层，它通过梦、幻觉、想象的形式显现出来。

（3）霍妮的人格类型理论。霍妮把人格分成三种类型：依从型、反抗型和退避型。

依从型就是采取跟随他人的态度。他们需要受人喜欢、爱慕，期望得到认可、欢迎、称赞和赏识。同时也想被人感到需要，成为他人看来是重要的和不可缺少的人。

反抗型就是对人采取攻击的态度。表面上也可能会对人友好，彬彬有礼，但这仅仅是达到目的的手段。

退避型就是对人采取避开的态度。

严格地说这是对神经症者的人格分类。

霍妮认为一个健全人格者能合理地使用这三种方式，而有人格偏差者则总是拘泥于其中的一种方式。

三、自陈式人格测验

自陈测验是一种用书面的形式来测量人格的做法。自陈测验是人格测量中最常用的一种测验方法。所谓"自陈"就是让被试提供关于自己人格特征的报告。这种报告不是自我描述，而是一种客观的测验。在测验中有一系列的陈述句或问题。每个句子或问题描述一种行为特征，要求被试来判断是否符合自己的情况。然后根据被试的答案去衡量他这种特征的表现程度。这种测验的题目一般采用是非题或选择题的形式。计分客观（答案都预先有了）。做起来也方便，所以它是人格测验中应用最广的一种方法。

自陈测验的工具是一份调查表，表中罗列了各种人格特质的表现，看被试对哪些人格特质是认同的，对哪些是否认的，以此来判断他是属于哪一种人格类型。这些问题、回答的方法和记分方法都经过了标准化，这样就能避免主观因素的影响。另外问卷还需要提供信效度的资料，因为一个测验对同一个人如果在不同的时间、由不同的人做出来的结果不相同，或者测验的结果不是想得到的东西，那就没有可靠性可言了。

自陈测验的基本假设是，只有被试最了解自己，因为每个人可以随时随地观察自己。但这一假设忽略了一点，即对自己的观察并不一定是正确的或能如实地报告观察到的情况。由于受各种因素的干扰，被试不一定会把他的真实情况实事求是地在测验答案中表现出来，社会道德规范、行为准则等都会影响被试的回答。另外，还有一些测题描述的显然不是正常人应该有的行为，被试在回答时往往会有顾虑，以致影响了测验结果的真实性。所以，在编制自陈式人格测验时要解决的一个主要问题就是要能克服这种倾向。一般可以采用两种方法：①题目中的用词或表达尽量中性化，把意义蕴含在句子中，不要太露骨。②要有测谎的手段（重复题等）。

最早的自陈测验是美国心理学家武德沃斯 1919 年编制的"个人资料记录"，以后这类测验的数量急剧增加。数量在人格测验中独占鳌头。因为它使用方便，评分客观、简便，所以比较受人们欢迎，其使用频率也远比其他人格测验类型高。

目前国内外比较著名的综合性自陈式人格测验量表有 4 个。

1. 明尼苏达多相人格问卷

（1）测验概况。明尼苏达多相人格问卷（Minnesota Multiphasic Personality Inventory，MMPI）是最著名的人格测验之一，它是由美国明尼苏达大学临床心理学家哈撒韦（S. R. Hathaway）和精神病学家麦金利（J. C. Mckinley）在 20 世纪 30 年代末开始编制，于 40 年代初首次发表。这一测验在心理测量史上具有重要的意义，有人称之为人格测验发展史上的里程碑，因为它对人格测量的研究进程产生了巨大的影响。半个多世纪过去了，它的影响力度始终不减，使用的频率仍居高不下。它被翻译成多国的文字，使用这个量表的国家超过 65 个，使用的文字超过 115 种。对明尼苏达多相人格问卷的研究也非常多，有关论文和书籍多达 8 000 多篇（本），几乎成了一门学科。目前它在人格鉴定、心理疾病的诊断、治疗、心理咨询中被广泛使用。在人类学、心理学、医学和社会科学等研究工作中也是一种常见的研究工具。这已远远超过测验编制者最初编制该测验的目的，量表编制者本来要编制一个有助于精神病学诊断的工具。明尼苏达多相人格问卷在 20 世纪 80 年代末第二次修订，并形成了两个独立的版本，一个称为 MMPI-2（1989 年），另一个是 MMPI-青少年版（1992 年）。中文版的明尼苏达多相人格问卷是中国科学院心理学研究所宋维真等人于 1980 年开始修订，1984 年完成并建立中国常模。后来对 MMPI-2 也进行了修订。

明尼苏达多相人格问卷的编制开始于 20 世纪 30 年代，它先从大量的病史、早期出版发行的个性量表、医生档案、病人自述、医生笔记和一些书本的描述中收集了 1 000 多个题目，然后将这些题目施测于效标组（50 名有心理异常而住院的病人）和对照组（无任何异常的正常人，如来探望病人的家属、居民和大学生），比较两组人对每一个题目的反应。如果两组人对某个题目的反应确有差异，这个题目被保留；若反应无显著差别，则被淘汰。由于每个题目都是通过两组人的实际反应而确定的，因此它自然具有辨别作用，比如有一个题目"我的母亲从不关心我"，如果效标组回答"是"，对照组回答"否"，这个题目就具有鉴别力。至于被试究竟与母亲的关系如何，可不去管它，这里所重视的只是被试的主观感受，而不是客观事实。

在明尼苏达多相人格问卷之前的人格测验只能测很少的人格特征，所以哈撒韦称他们希望编制一个能对人格做出"多相"评价的测验，所谓"多相"就是指能同时测量人格的许多方面。为此他们在编制量表时不是只采用一个效标组，而是根据当时对精神病种类的分类，每一种病找一个效标组，这样通过重复测验、交叉测验，制定了10个临床量表，以及3个效度量表，再加上1个没有特定测题的效度量表，一共14个量表。

（2）量表构成。明尼苏达多相人格问卷共有测题566道，其中有16道重复题，所以实际测题是550道。在1966年第一次修订时，把用以测量人格的题目集中在1~399题内，400题之后的测题主要与研究有关，所以如做诊断用只需做前面的399题。

明尼苏达多相人格问卷的10个临床量表和4个效度量表见表6—10。

表6—10　　　　　　　　　明尼苏达多相人格问卷的各个量表

临床量表	代码	题数
1. 疑病	Hs	33
2. 抑郁	D	60
3. 癔症	Hy	60
4. 精神病态偏执	Pd	50
5. 男子气—女子气	Mf	60
6. 妄想症	Pa	40
7. 精神衰弱	Pt	48
8. 精神分裂症	Sc	78
9. 轻躁狂	Ma	46
10. 社会内向	Si	70
效度量表	代码	题数
1. 说谎分数	L	15
2. 诈病分数	F	64
3. 修正分数	K	30
4. Q分数	Q	不做回答的题数+不一致的重复题数

效度量表的分数用来判断答题时的某种倾向，这些倾向都作为不能如实回答来处理。如说谎分数量表中的题目所描述的情况都不是很好，但却是一般人所难免的，如果一个人对这些题目中的大多数都做了否定的回答（得高分），便说明他回答不真实，想给人一个好印象。而诈病分数量表中的题目大都比较古怪、荒唐，一般人不应该有。在这个量表上

得高分可能是为增加接受治疗的机会或逃避法律的责任而故意装病，也可能是回答不认真，或真的有病，如妄想、幻觉、思维障碍等。修正分数与说谎分数和诈病分数有关，但更为微妙，它主要用来测试被试在答题时的倾向性。正常人可能会故意装病，而真正有问题的人也可能故意掩饰自己的异常，故意表现出健康。修正分数可以克服这些倾向的影响，从而更为真实地反映出一个人的心理状况。另外，修正分数还用以对 5 个临床量表的分数进行加权校正。在效度量表上分数异常，大多数情况下说明该被试的回答不真实，因而作为废卷来处理。

明尼苏达多相人格问卷中的题目涉及范围很广，包含 26 个方面的内容，如身体各方面的状况，精神状态，以及对家庭、婚姻、宗教、政治、法律、社会等问题的态度等。

（3）测验的实施与评分。明尼苏达多相人格问卷的使用对象是 16 岁以上的成人。只要有小学文化程度以上者即可使用。

该测验有两种形式：一种为卡片式，把问题写在卡片上，每个问题一张卡片，然后给被试三个盒子，分别贴有"是""否""无法回答"的字样，要被试阅读每一张卡片后，根据自己的实际情况，把卡片投入一个盒子里。另一种为问卷式，这是最常用的方式，把题目都印在试卷上，让被试阅读每一题，然后根据自己的情况选择回答，把答案记录在答卷纸上，答案也是三种："是""否""无法回答"。

测验没有时间限定，一般 45 分钟可以做完，最多也不超过 90 分钟。精神有问题的人所需时间可能会长一些。如果有的人情绪不太稳定或焦虑水平很高，对答题感到不耐烦，可将测验分几次做。

在测题之前有一段文字，用作指导和解释如何做。被试可以自己阅读，也可由主试讲解。被试理解了就可以答题，主试不必再说什么，只需强调一点，如实回答，不必隐瞒，因为答案没有对与错的区分，只是反映不同的人格。

评分按以下步骤进行：第一，把重复题找出来，看是否有不一致的情况，如不一致的超过 5 题即判为废卷。如果没有超过 5 个，那么把这部分与没有回答的题数相加，作为 Q 量表的得分。第二，统计各量表的原始分，登记在答卷纸上原始分数栏内。第三，有些量表需要加权，即要加上一定比例的 K 分。第四，将各量表的原始分数转换成量表分，即 T 分数，T 分数是以 50 为平均数，以 10 为标准差的标准分数。第五，查看几个效度量表的分数，如 T 分数超过 70 的，此卷无效。第六，根据 10 个临床量表的标准分数绘制剖面图。

（4）结果解释。被试在某个临床量表上得分过高，或在某些临床量表上得分过高，都反映了他们存在着某种心理变态或心理障碍。当然这种解释要慎重，因为有时正常人也会在某个临床量表上得高分。

1）疑病量表（Hs）主要测量对健康和身体的关怀程度。该量表上的高分提示被试有许多叙述不清的身体上的不适：T分超过60，有疑病症的表现，一般是不愉快、自我中心、敌意、需求、同情诉苦及企图博得同情的表现。这一量表与年龄和身躯疾病有关。青少年平均T分为45~50，老年人偏高，平均T分达到60~70。真有身体疾病的人T分也会在60以上。

2）抑郁量表（D）的高分往往表现出抑郁的倾向，尤其是T分超过70的人为典型的抑郁症，表现为易怒、胆小、依赖、悲观、苦恼、嗜睡、过分控制及自罪。从年龄上看，老年人在这个量表上的得分较高，平均T分达到55分，而青少年只有47分。另外，这一量表还有一定的情景性，不同时间会有不同的表现。

3）癔症量表（Hy）上T分超过70者暗示着具有经典的歇斯底里症候学特征的病理条件，表现出依赖性神经症的防御，用否认和压抑来处理外界的压力。他们多表现为依赖、天真、外露、幼稚及自我陶醉。他们的人际关系经常被破坏，并缺乏自知力。在高度的精神压力下经常伴有身体症状，并把心理问题作为躯体问题来解释。

4）精神病态偏执或病态人格量表（Pd）上的高分者很难接受社会的价值观和社会规范，他们往往热衷于非社会的或反社会的行为。如果T分超过70者，有典型的反社会人格、病态人格，他们表现外露、善交际，但却是虚伪、做作的；爱享受，好出风头，判断力差，不可信任，不成熟，敌意的，好攻击，爱寻衅。在婚姻及家庭关系中经常处理不好，并违反法律。

5）男子气—女子气量表（Mf）上的高T分表示偏离自己原来的性别。高分的男人表现敏感、爱美、被动，女性化，缺乏对异性的追逐，有同性恋的倾向。而低分的男人好攻击、粗鲁、爱冒险、粗心大意、好实践及兴趣狭窄。相反，高T分的女性则表现为男性化、粗鲁、好攻击、自信、缺乏情感、不敏感。低分的女性则被动、屈服、诉苦、吹毛求疵、理想主义（不现实的）、敏感。她们普遍性地拒绝男性，这些妇女喜欢与女子气的男人结婚。

这个量表的分数有随年龄而增高的趋势，无论男人或女人，年龄越大都变得越来越女子气。

6）偏执狂或妄想症量表（Pa）可反映猜疑、淡漠、残酷。高分者（T分超过70）表现出明显的精神病行为，也许还有思维混乱、被害狂想，或有自己被虐待、被欺负的观念，并且易怒、反抗、怀恨。极端高分者可被诊断为偏执狂分裂和偏执狂状态。T分在60~70之间的有偏执型的特征，过度敏感，疑心，敌意。

7）神经衰弱量表（Pt）上的高分表现为紧张、烦恼、反复思考、强迫思维、强迫行为、神经过敏、恐惧、刻板、经常自责、自罪、感到不如人和不安等。

8）精神分裂症量表（Sc）的高分表现为出乎寻常或分裂的生活方式，他们退缩、胆小，感觉不充分、紧张、混乱以及心情易变，有不寻常或奇怪的思想、判断力差及怪僻的情绪。青少年在这一量表上分数高一点不是精神分裂症。

9）轻躁狂量表（Ma）上的高分尤其是 T 分在 70~75 的表现为善交际、外露、冲动、精力过度充沛、乐观、无拘无束的道德观、轻浮、纵酒、夸张、易怒、绝对乐观、有不现实的打算、过高估计自己、有些做作、表现性急。T 分大于 75 者情绪紊乱、反复无常、行为冲动，也可能妄想。在这一量表上青少年倾向比中年和老年人的分数高。

10）社会内向量表（Si）不反映病态，高分只是预示着内向性高，但内向与精神、心理异常有正相关。高分表现为内向、胆小、退缩、不善交际、屈服、过分自我控制、过于慎重、速度慢、刻板、固执及表现自罪。低分则表现为外向、爱社交、富于表情、好攻击、健谈、冲动，不受拘束、任性、做作，在社会关系中不真诚。

每个量表都可单独得出结论，但有时这种结论可能是错误的，因为有些正常人也会在某些量表上得高分，如抑郁量表。另外，明尼苏达多相人格问卷本身具有多维性和重叠性，即某一量表上的高分可能反映了几个方面的问题，或者几个量表的高分可能反映了一个共同的问题。如精神分裂症量表的高分表示精神分裂，而其他精神病患者可能也会有精神分裂症量表的高分（重叠）。而精神分裂症患者也经常会在其他量表上得高分（多维性）。所以，为了防止根据单一量表做出错误的解释与诊断，明尼苏达多相人格问卷还提出了一种双高峰的原则，即从剖面图上把各量表中分值最高的两点用数字连接起来（均高于 60，如 70 以上更准确），分值高的数值在前，比如最高分值是量表 2，其次是 1，那么就写成 21，如倒过来就写成 12。然后根据是哪两个高峰来做进一步的解释。由于在精神方面有问题的患者往往会出现两个或两个以上的高峰，因此这种解释就显得更合理。根据临床研究发现，经常遇到的双高峰有以下几种，见表6—11。

表 6—11　　　　　　　　　　　　　　经常遇到的双高峰

双高峰	所表示的含义
12/21	出现这两个高峰的被试常有躯体的不适并伴有抑郁情绪，并长时间处于紧张状态，而且神经质。没有什么器质性的临床病变却自诉身体不好
13/31	由于强烈的精神因素，引起夸张了的各种疼痛和不适，这种人与人相处关系肤浅
18/81	这种双高峰的被试如同时伴有 F 量表（诈病）升高，可诊断为精神分裂症
23/32	常感到疲劳、抑郁、焦虑、不能照顾自己，表现不成熟、幼稚，表达自己的感觉困难，有不安全感，适应社会困难
24/42	这种人常有人格方面的问题，如反社会，他们可能过去受过法律制裁而产生抑郁，因此抑郁量表上有高分

双高峰	所表示的含义
26/62	有偏执狂倾向
28/82	此双高峰常见于精神病患者，多主诉焦虑、神经过敏、紧张易激动、睡眠不稳定、精力不集中、思想混乱、健忘等症状
34/43	这种人以经常性严重的易怒为特征，他们常常惹麻烦，对自己的敌对情绪来源无清楚的认识
38/83	有焦虑与抑郁感，大多数人可能有多种躯体主诉，有时表现神经错乱
46/64	这种人多为被动—依赖性人格，对别人要求多，当别人对他提出要求则感到不满，常有压抑的敌对情绪，易激怒
47/74	对别人的需求不敏感，但很注意自己行为的后果，常抱怨自己，经常犯错误而后又自责，表现为进行期与自罪懊恼期反复交替
48/84	行为很怪，很特殊，飘忽不定，不可捉摸，亦可能干出一些反社会的行为。他们不能很好地适应环境
49/94	常有违反社会要求的行为，经常表现狂躁、易怒、粗暴、外向、能量很大，常有冲动性，自我中心，对个人渴求不能推迟等待
68/86	这种人常被诊断为精神分裂症，他们表现多疑，不信任，缺乏自信与自我评价，他们对日常生活表现退缩，情感平淡，思想混乱，并有偏执妄想，不能与别人保持密切关系，常与现实脱节
78/87	常有高度激动与烦躁不安等症状，缺乏掌握环境压力的能力，可能有防御系统衰弱的表现
89/98	这种人常有高度激动与烦躁不安等症状，他们需要得到别人的注意，当他们的要求得不到满足时，会变得恼怒，对自己缺乏自制力，活动过度，精力充沛，情感不稳定，有不现实及夸大妄想

　　以上对双高峰的解释是国外文献的报道，是否适合我国的国情还需验证，所以只能供参考。

　　另外，几个量表分的组合图形也可作为判断某种精神疾病的依据，如 1、3 高分，2 低分，构成了一个 V 字形，是转换癔病患者的测验图形。而 1、2、3 形成一个高三角的形态是典型的神经症者图形。其他还有"偏执谷"图形等。以图形形态来解释测验结果及被试的人格特征更可靠。所以，该测验的许多研究者根据自己的研究结果编制了大量的有关图形形态分析的书籍和手册，一个被试的测验结果只要画成剖面图后即可与一些书籍或手册中的图形对照，然后直接套用其中的解释来描述该被试的人格特征。

　　（5）明尼苏达多相人格问卷的新发展。明尼苏达多相人格问卷自从 20 世纪 40 年代问世以来不断地被修订和完善。其中在 1966 年修订了一次，即 MMPI-R，到 1989 年又进行了规模更大的修订，发表了 MMPI-2。新版本基本保持了原版测验的题数，但有一部分内容作了更新，如增加了有关自杀、滥用药物和酒精、A 型性格、人际关系及以治疗依从性的项目。另外，效度量表也从原来的 4 个增加到 7 个。

新版明尼苏达多相人格问卷在 1992 年也被宋维真等人加以修订。另外，为了使 MMPI-2 能更适合中国的国情和使用时更经济简便，宋维真等人还专门制作了一个 MMPI-2 简版，简版中只有 168 道题目，由更适合中国国情的 7 个量表组成，即躯体失调、抑郁、焦虑、病态人格、疑心、脱离现实、兴奋状态。为了与 MMPI-2 加以区分，宋维真把简版命名为"心理健康测查表"（Psychological Health Inventory，PHI）。

（6）对明尼苏达多相人格问卷的评价。明尼苏达多相人格问卷是一种非常有特色的人格测验，它的使用范围很广泛，各量表都是根据经验法编制，而且对分数的解释也以经验为基础，较为客观，用它来鉴别各种病例与临床诊断的符合率较高。另外，它在编制时也采用了正常人组成了一个样本，所以测验也可用于评价正常人的人格。明尼苏达多相人格问卷除了测验之外，还有一个丰富的题目库，题库中的题目都有很高的质量，所以后来许多测验都是直接从该题库中取题，如焦虑量表、自我强度量表、依赖性量表、支配性量表等。明尼苏达多相人格问卷的另一个特色是首次把效度量表结合进测验中，并成为解释结果的一个组成部分。

明尼苏达多相人格问卷的缺点是信效度不够高。题目数量太多，容易引起被试的烦躁情绪。它用病理学的名称来命名人格特征容易引起误解。另外，测验的分数会受到被试的年龄、性别、民族、职业、教育水平、社会阶层、地理环境等因素的影响。

2. 16 种人格因素问卷

（1）测验介绍。16 种人格因素问卷（Sixteen Personality Factor Questionnaire，16PF）是由美国伊利诺州立大学人格及能力研究所教授卡特尔（R. B. Cattell）所编。在当今众多人格测验中它是使用频率最高的测验之一。另外，它被研究文献引用的频率也很高。

16 种人格因素问卷虽然不依据任何理论来编制，但它的基础是人格的特质理论，人格的特质理论是从因素或特质的层次来分析人格。卡特尔把奥尔波特从字典中搜集的 1 万多个与人格有关的词汇再进行筛选，挑选了其中的 1 946 个词汇编制成测验题目，然后在大量的正常人身上试测，对测试结果进行因素分析。根据分析结果筛选题目，接着再试测。这样的程序反复三次，最终确定了 16 个因素，见表 6—12。这 16 个因素相互间的相关程度极小，因此每一个因素都可以被看作是对一种人格特质的测量。通过对 16 种人格特质的组合，就能对人的人格有综合和清晰的认识。经过许多年来心理学家的研究证明，这些因素普遍地存在于各种年龄、不同文化背景的人群中。由这些因素的不同组合就构成了一个人不同于其他人的独特人格。

表 6—12 卡特尔的 16 种人格因素

代号	因素
A	乐群性
B	聪慧性
C	稳定性
E	恃强性
F	兴奋性
G	有恒性
H	敢为性
I	敏感性
L	怀疑性
M	幻想性
N	世故性
O	忧虑性
Q1	实验性
Q2	独立性
Q3	自律性
Q4	紧张性

16 种人格因素问卷是从几千道测题中挑选出来的，信效度都较高。测验有 187 道题目，每一种人格因素由 10~13 道测题组成。现在已有了第五版（1993 年）。

16 种人格因素问卷除了可以测定 16 种特质外，还可以把这 16 个分数进行组合，进一步构成四个次级因素和四个预测因素，见表 6—13。

表 6—13 16 种人格因素问卷的次级因素和预测因素

次级因素	预测因素
X1 适应与焦虑	Y1 心理健康
X2 内外向	Y2 专业而有成就
X3 感情用事与安详机警	Y3 创造力
X4 怯懦与果断	Y4 适应新环境

（2）特点。16 种人格因素问卷作为一种相当成功的人格测验具有以下五个特点。

1）客观。16 种人格因素问卷测验结构明确。每一题备有三个答案供选择，被试任选其一。在两个相反的答案之间有一个折中的或中性的答案，以防止勉强回答并出现可能的不合作，所以被试在答题时自发性和自由性较好。为了克服动机的效应，题目的用语尽量采用"中性化"，避免含有一般社会所公认的"对"和"不对"或"好"和"不好"的行为描述。而且许多测题表面上看似乎是与某种人格因素有关，其实却与其他人格因素有关。被试无法猜测测题的用意。测题的编排采取按序轮流排列的方式，这样既便于记分，又不使同类题目集中在一起，被试始终能保持回答的兴趣。

2）标准化。16 种人格因素问卷经过三次抽样和分析，保留下来的题目一般都是比较好的。信度和效度也比较理想。抽样和测验程序等都严格按标准化程序进行，指导语明确，测验结果在剖面图上使人一目了然。

3）多功能。16 种人格因素不仅可以反映被试人格的 16 个方面及整体人格特点组合情况，还可以通过某些因素的组合获得性格的内外向，心理健康，人际关系，职业倾向，在新工作环境中有无学习和成长能力，创造性，将来会不会有成就等信息。

4）广普性。16 种人格因素问卷是以正常人为常模群体，也就是主要评价正常人的人格特征，所以它的使用范围较广。年龄在 16 岁以上者均可使用，个别和团体施测均可，时间为 45~60 分钟。

5）多元性。一般的人格测验仅能测很少几种人格特征，而且多偏重于病态的心理，而 16 种人格因素问卷则可以在相同的时间里测量到多种人格特征，它提供的信息量很大。

（3）测试及评分程序。问卷封面上有简要的指导语，要求严格按照指导语作答，先做例题，然后是正式题。

以下几点注意事项应事先告诉被试：每一题只能选择一个答案；不能漏掉任何测题；尽量不选择折中的答案；测验虽然不计时，但不要拖延，对每一个题目应当凭直觉反应，尽快做出选择，不要犹豫不决；有些题目中的问题可能从来没想过，或者感到不太容易回答，对这样的题目同样要求做出一种倾向性的选择。

对完成的测验要先检查是否有遗漏，如有个别遗漏，请被试补上，如事后才发现而无法补的，由主试代答中性选择。

每一题有三个选择，所以评分时按记分键分别给 0、1、2 分或 2、1、0 分。每一个量表中的分数相加就是该量表的原始分，填在记录纸的原始分栏里，再查相应的常模，换算出标准分，也登记在答案纸的量表分栏内，并在剖面图上找到相应的点，把各点连成线，即是该被试的人格剖面图了。

把相应的标准分代入次级因素分数的计算公式内，还可诊断并预测其他的各种人格特征。

（4）测验结果的解释。对 16 种人格因素问卷测验结果的解释首先要把握每一个因素和次级因素的意义，也就是首先要对得到高分和低分的特征加以解释，然后在综合所有特征的基础上给出一个总体性的评价。由于每一个因素的原始分都转换为标准分，因此具有高分和低分特征的因素一目了然，所谓具有高分特征的因素就是那些标准分在 8 分以上的，而低分特征的因素是那些标准分在 3 分以下的。参照手册中提供的解释来给出被试的测验结果或人格特征，见表 6—14。

表 6—14　　　　　16 种人格因素问卷测验结果解释参考

因素	高分特征	低分特征
A 乐群性	外向，热情，乐观	缄默，孤独，内向
B 聪慧性	聪明，富有才识	迟钝，学识浅薄
C 稳定性	情绪稳定而成熟	情绪激动不稳定
E 特强性	好强固执，支配，攻击	谦虚顺从
F 兴奋性	轻松兴奋，逍遥放纵	严肃审慎，沉默寡言
G 有恒性	有恒负责，重良心	权宜敷衍，原则性差
H 敢为性	冒险敢为，少有顾虑，主动性强	害羞，畏缩，退却
I 敏感性	细心，敏感，感情用事	粗心，理智，着重实际
L 怀疑性	怀疑，刚愎，固执己见	真诚，合作，宽容，信赖随和
M 幻想性	富于想象，狂放不羁	现实，脚踏实地，合乎成规
N 世故性	精明，圆滑，世故，人情练达，善于处世	坦诚，直率，天真
O 忧虑性	忧虑抑郁，沮丧，悲观，自责，缺乏自信	安详，沉着，有信心
Q1 实验性	自由开放，批评激进	保守，循规蹈矩，尊重传统
Q2 独立性	自在，当机立断	依赖，随群附众
Q3 自律性	知己知彼，自律严谨	不能自制，不守纪律，自我矛盾，松懈，随心所欲
Q4 紧张性	紧张，有挫折感，缺乏耐心，心神不定，常感疲乏	心平气和，镇静自若，知足常乐
X1 适应与焦虑	对生活所要求的和自己意欲达到的事常感不满 极高分：使工作受到破坏，影响身体健康	生活适应顺利，感到心满意足，能做到所期望的及自认为重要的事情 极低分：对困难的工作缺乏毅力，知难而退，不肯努力奋斗
X2 内外向	外倾，开朗，善交际，不受拘束	内倾，胆小，自足，在与人接触中采取克制态度
X3 感情用事或安详机警	安详机警，有事业心，果断，刚毅，有进取心，精力充沛，只注意明显的事物，而忽略生活中的细微关系，行动迅速，有时会考虑不周，不计后果，贸然行事	感情丰富，感到困扰不安，对生活中的细节较为含蓄，敏感，性格温和，讲究生活艺术，在行动前再三思考和顾虑太多

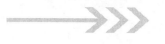
续表

因素	高分特征	低分特征
X4 怯懦与果断	果断，独立，露锋芒，有气魄，有攻击性，表现自己的独创能力，只要有机会就会显露一番	依赖，纯洁，被动，受人驱使，有时会为获取他人的欢心而事事迁就
Y1 心理健康	低于 12 分为情绪显著的不稳定	
Y2 专业而有成就	67 分以上应有成就	
Y3 创造力	93 分以上属创造力强的范围	
Y4 适应新环境	17 分以下从事从业或训练成功的可能性极小，27 分以上有成功的希望	

除了对各因素和次级因素的单独分析外，按照卡特尔的观点还可对各因素之间的冲突和协调进行分析，以发现有心理异常者。卡特尔提出了一种"协调性原则"，即几种特定因素之间的协调，有两个层次，其一是人的内在需要或欲望与外部行为表现之间的协调性。其二是对应于弗洛伊德"本我""自我"和"超我"的人格因素之间的协调性。如果自我一方太弱，而另两方太强，会引起心理冲突或社会适应问题。所以，从协调性上能发现一个人的适应性问题。

四个预测因素可以对升学、就业及生活问题做出诊断或指导。

（5）对 16 种人格因素问卷的评价。16 种人格因素问卷的测题都使用中性化的语言来表述，从测题表面上看不出哪一种回答好或不好，所以测验的表面效度较低，这样有利于获得被试的真实回答。另外，这一测验以正常人群作为使用对象，所以运用的范围非常广泛，在人格评定、员工招聘、心理健康的预测等方面都极具使用价值。

16PF 于 1993 年发表了第五版，其测量的人格特质还是 16 种基本因素。各因素的分量表命名也维持了原量表的名称，比如"因素 A——乐群性"等，但是对其内容作了更详细的描述。16PF 第五版有 185 个测题项目，包括了 16 种基本人格因素分量表和一个印象管理（Impression Management，IM）指标，这一指标用来测量被试的社会赞许反应。每一个分量表包括了 10~15 个项目。这一测试适合个人或团体施测，纸笔的施测时间是35~50分钟，计算机化测试的施测时间是 25~35 分钟。

目前国内 16PF 有两个版本，即华东师范大学修订版和辽宁师范大学修订版。

除了 16PF 之外，卡特尔还编制了适用于 8~14 岁儿童的"儿童 14 种人格因素问卷"。该量表大多数特质与 16PF 相同，只有个别特质不同，少了怀疑性、幻想性、实验性、独立性，多了轻松性、充沛性。另外，也有三个次级因素。该量表也由华东师范大学于 1990年进行了修订。

3. 艾森克个性问卷

（1）量表概况。艾森克（H. J. Eysenck）是英国伦敦大学心理学系和精神病研究所的心理学家，他是人格特质理论的代表人物，他也采用因素分析的方法来确定人格的特质。他所提出的特质比卡特尔的要少得多，因为他的特质实际上是在更高的层面上来归纳。艾森克在对人格特质做了多年的研究后，与他的夫人共同编制了一项测量人格的量表，那就是艾森克个性问卷（Eysenck Personality Questionnaire，EPQ）。这个量表是逐步完善起来的测验。艾森克早年曾研究神经症，1952 年他为此编制了"莫斯莱医学问卷"用于测量神经症，即情绪的稳定性。该测验共有 40 个项目，这一部分后来被称为 N 量表（因为神经症在英语中是 Neuroticism）。1959 年艾森克在莫斯莱医学问卷的基础上又加进了另一部分内容，即用以测量内外向的测题（被称为 E 量表），构成"莫斯莱人格调查表"（Maudsley Personality Inventory，MPI）。1964 年又加入了一个效度量表（L 量表），用于判断被试回答时的真实性，同时也是测量被试的淳朴性。测验被命名为"艾森克人格调查表"（Eysenck Personality Inventory，EPI）。1975 年艾森克再次加入了一部分新的内容，用以测量精神质（称为 P 量表），这样就完成了整个测验，该测验最后被命名为"艾森克个性问卷"，它包含了 N、E、P、L 四个量表。这样的量表构成也代表了艾森克的人格观点，他认为人的人格是由三个方面构成，即神经质、内外向和精神质。这三个方面的不同表现构成了千姿百态的人格特点。艾森克认为内外向与中枢神经系统的兴奋和抑制的强度密切相关，由于兴奋和抑制的强度水平每个人各不相同，因而导致了性格的内向和外向；神经质与植物性神经的不稳定性密切相关；而精神质更多反映了适应社会的状况，与攻击、冷漠、自我中心、非人化、非社会化、不入俗等倾向有关。神经质和精神质并非神经病和精神病，正常人也具有这两种特质，当然高级神经活动如果在不利的因素影响下也可能会向病理的方向演变，那时神经质就可能会发展成神经病，精神质可能发展为精神病。

艾森克个性问卷的另一个作用是可以在测验结果的基础上进一步分析出一个人的人格类型和他的气质类型。E 量表从外向到内向有各种不同的程度，真正处于两端的是极少数人，大多数人是在两极端之间，N 量表也同样如此，所以把 N 量表作为纵轴，E 量表作为横轴，交叉后可以构成四个象限：外向—情绪不稳定；外向—情绪稳定；内向—情绪稳定；内向—情绪不稳定。这四相又分别相当于传统的四种气质中的胆汁质、多血质、黏液质和抑郁质。

艾森克个性问卷有成人和儿童两种版本，成人版用于 16 岁以上的成人，儿童版用于 7~15 岁的儿童。目前在国内有两个修订版，是由北京大学陈仲庚和湖南医科大学龚耀先分别于 1983 年和 1984 年修订的。

（2）测验的实施和评分。艾森克个性问卷是一种纸笔测验，在测验时先把答卷纸发给被试，要求被试填妥性别、出生年月和受教育年限等，因为这些信息对于评分是必需的。姓名可填可不填，根据需要而定。然后发下问卷，要求被试阅读问卷上的问题，并根据自己的实际情况在答卷纸上选择"是"还是"否"的答案。要求被试在回答时不要拖延时间，在理解了题目后马上给出回答，但也不要漏做。

被试做完后，主试检查回答情况，尤其是查看有无漏题。然后根据记分键计算出四个量表的原始分，再把原始分转换为标准分。为了使测验结果直观，修订后的艾森克个性问卷增加了两个剖面图，第一个是个性问卷常用的一种剖面图，在各量表位置上说明 T 分的位置。剖面图的中间部分有几条横线，表明正常范围和倾向。在实线之间表示是大多数人的分数位置，可以看作是中间型，在这一部分的人数占总人数的 50%。而在实线与虚线之间表示有某种倾向性，上下各占 12.5%。虚线之外表示有明显的特征。第二个剖面图也即是 E 量表和 N 量表的交叉图。

（3）艾森克个性问卷的测验结果解释。艾森克个性问卷的四个量表得分的解释如下：

E 量表——高分表示性格外向，可能好交际，渴望刺激和冒险，情绪容易激动。低分表示性格内向，可能是好静，富于内省，除了亲密朋友，对一般人缄默冷淡，不喜欢刺激，喜欢有秩序的生活方式。

N 量表（又称情绪性）——反映的是正常行为，并非病症。高分（不稳定）可能是焦虑，担忧，常常郁郁不乐，忧心忡忡，有强烈的情绪反应，以至出现不够理智的行为。低分（稳定）者倾向于情绪反应缓慢，弱，即使激起了情绪也很快平复下来。通常是平静的，即使生点气也是有节制的，并且不紧张。

P 量表（又称倔强性）——并非指精神病，它在所有人身上都存在，只是程度不同而已，但太高的分数是极不适应社会的表现，易发展成行为异常，因而要引起特别的关注。高分者可能是孤独，不关心他人，难以适应环境，不近人情，感觉迟钝，与他人不友好，寻衅搅扰，即使亲人也如此。

L 量表——测谎用，超过了一定的分数表示回答不真实，测验无效。也可用该量表测定淳朴性，分数越低越说明被试淳朴。

四相图人格特征的解释如下：

外向稳定型——善领导，无忧虑，活泼，悠闲，易共鸣，健谈，开朗，善交际。

外向不稳定型——主动，乐观，冲动，易变，易激动，好斗，不安定，易怒。

内向不稳定型——文静，不善交际，缄默，悲观，严肃，刻板，焦虑，忧郁。

内向稳定型——镇静，性情平和，可信赖，有节制，平静，深思，谨慎，被动。

（4）艾森克个性问卷的评价。艾森克个性问卷是国内外常用的人格测验量表之一，它具有题目少、实施简便，效果也不错的特点。缺点是评定的人格特征较少，不便对人格做全面深入研究。

4. 加利福尼亚心理调查表

（1）测验概况。加利福尼亚心理调查表（California Psychological Inventory，CPI）在国际上是与 MMPI 和 16PF 齐名的著名人格测验。它是由美国加州伯克利人格评估研究所教授高夫（Harrison G. Gough）于 1957 年编制出版的。高夫曾是 MMPI 研究团队中的成员之一，鉴于 MMPI 用于正常人群有很大的局限性，所以他萌发了要编制一种主要用于测定正常人人格特征的量表的想法。他从 20 世纪 40 年代就开始着手编制这一量表。高夫编制该量表的思路既不同于 MMPI，也不同于 16PF。与 MMPI 的不同主要在于，MMPI 主要是为精神科临床而用，而 CPI 更多是为大学生和青年人咨询所用。与 16PF 的区别是，16PF是按特质理论而编制，它是测定人在各种特质上的表现程度；而 CPI 的各分量表名称尽管与 16PF 类似，但它们不是用来测特质的，每一个分量表都可以测量一组复合的心理品质，各分量表之间也有较高的相关。

加利福尼亚心理调查表出版后于 1964 年、1975 年、1987 年和 1996 年四次修订，使其内容和常模始终能与时代同步。其应用的范围亦十分广泛，在教育心理方面可用于对学业成就和创造性潜能进行预测，并可为专业的选择提供指导；在管理心理学方面可用于对应聘者的管理潜能和工作绩效的预测；此外在对 A 型行为、违法及心理病理等方面的研究和预测都有很好的效果。

加利福尼亚心理调查表是一种自陈式人格量表，它的使用对象为 13 岁以上的人。

（2）量表的构成。加利福尼亚心理调查表 1957 年版只有 18 项测验，而 1987 年已发展成一个有 23 项测验的量表。1996 年的最新版则又减至 20 项。国内的修订版是根据 1987 年版制作的，所以此处介绍的是 1987 年版的测验。该版量表共有 23 项测验，见表 6—15。

表 6—15　　　　　　　　加利福尼亚心理调查表（1987 年版）

分测验	题量	作用	分数含义
支配性（Do）	34	评估领导能力以及社会主动性等因素	高分表示：自我确认，专断，有支配力，办事有计划，任务取向，具有首创精神
			低分表示：缺乏自信，谦卑，沉默寡言，兴趣索然，思维及行动迟缓；回避紧张及需要做出决断的场合
进取能力（Cs）	25	测量获得某种社会地位所需要的个人品质和因素	高分表示：雄心勃勃，力求进取和成功，独立自主，洞察力强，足智多谋，有独立见解和广泛的兴趣，多才多艺
			低分表示：因循守旧，思维方式刻板，眼界和兴趣狭窄，性情温和，迟缓，单纯质朴，不喜欢直接参与竞争

分测验	题量	作用	分数含义
社交能力（Sy）	31	评估社交能力	高分表示：爱交际，喜欢人多的场合，开朗，坦率，合群 低分表示：害羞，退缩，在新的或生疏的社交场合中往往显得拘谨和不安
社交风度（Sp）	35	评估镇定、自若、坦然自在等因素以及在社会交往方面的自信心和风度	高分表示：敏感活跃，热情奔放，精力充沛，行为自发，在社交场合无拘无束，不会感到窘迫，想象力丰富，善于表达，健谈 低分表示：小心谨慎，迟疑不决，自我克制，在思考和判断上缺乏想象力，无独创性
自我接受（Sa）	27	评估自我价值感以及自我确定感等因素	高分表示：自我评价较高，相信自己已有才能并对他人有吸引力，机智，能言善辩 低分表示：自我怀疑，当事情弄糟时容易自责和内疚，常认为别人比自己强，行为被动
独立性（In）	29	评估自信心以及独立思考和行动的能力	高分表示：自信，有智谋，依靠自己的能力解决问题 低分表示：缺乏自信和独立性，依赖他人，遇到困难时喜欢寻求别人的支持
通情（Em）	36	评估与他人进行情感沟通的能力	高分表示：坦然自若，可为他人接受，容易理解别人的感情 低分表示：在许多场合下感到不自在，不能体察别人的感情
责任心（Re）	31	评估认真负责、可靠等品质	高分表示：办事严守职责，认真，一丝不苟，可靠有理智 低分表示：不够关心职责和义务，可能有些马虎或懒散
社会化（So）	41	表明个人所达到的社会成熟水平以及自我整合的程度	高分表示：自觉接受常规和准则，感到不难遵循它们，谦虚诚挚，自我克制，顺从社会的准则 低分表示：抵制常规和准则，感到难以遵循它们，不守惯例，违拗，任性，强求，易生怨恨
自我控制（Sc）	35	评估自我控制和自我调节以及摆脱冲动性和自我中心的程度	高分表示：善于自我克制，力图控制自己的情绪，审慎，有耐心，迟缓，好思考 低分表示：易冲动，有强烈的感情和情绪，对它们很少加以掩饰，易激怒，当愤怒或烦恼时便直言不讳，自我中心，缺乏抑制，过分追求个人快乐
好印象（Gi）	40	评估个人创造良好印象的能力，以及关注别人对他的看法和反应的程度	高分表示：试图做一些取悦别人的事，以给别人好的印象，注重别人对自己的看法和反应 低分表示：行为出自自发，维持自己的本来面目，即使这样做会引起麻烦

分测验	题量	作用	分数含义
同众性 （Cm）	35	确定个人反应与问卷中所设立的共同模式相一致的程度	高分表示：通情达理，随遇而安，易合作，把自己视为普通大众中的一员 低分表示：把自己看成与众不同，较少有与大家共同的观点与爱好
适意感 （Wb）	36	确定身心健康，相对不受自我怀疑和幻想破灭情绪干扰的程度	高分表示：对身体和情绪健康有良好的感受，能尽心尽力地工作，对未来持乐观态度 低分表示：过分关注健康和情绪问题，顾虑多端，对前途感到担忧，思想和行动受限
宽容性 （To）	28	评估个人容纳和接受他人信念和价值的程度	高分表示：能够容纳他人的信念和价值观念，即使它们与自己的信念不同或相反 低分表示：敏感多疑，对周围世界持明显的审视和怀疑态度，对他人存在着不信任感
顺从成就 （Ac）	38	确定促成成就的兴趣和动机因素，这些成就可在任何将顺从视为积极品质的场合下取得	高分表示：喜爱智力活动和知识成就，有强烈的成就动机，喜欢在对任务和要求有明确规定的场所工作，易于合作 低分表示：在有严格的规则和要求的场所难以做好工作
独立成就 （Ai）	34	确定促成成就的兴趣和动机因素，这些成就可在任何将独立自主视为积极品质的场合下取得	高分表示：有强烈的成就动机，喜欢在能够激励自由和个人首创精神的场所工作 低分表示：在没有明确规定、缺乏明确的方法和标准的场所难以做好工作
智力效率 （Ie）	40	确定个人智能得到有效发挥的程度	高分表示：追求知识和智力活动，见识广博，有社交能力，办事有效率，能够有效地发挥智能，能够专心于一项别人可能会感到厌倦和灰心的任务 低分表示：保守，刻板，无进取精神，做事时缺乏始动性
心理感受性 （Py）	26	评估个体对内部需求、动机和对别人内心体验的兴趣和反应	高分表示：感受性强，对人们的行为动机比对行为更感兴趣，能够较好地判断人们的感受和他们对事物的看法 低分表示：严肃，审慎，对实际和具体事物比对抽象事物更感兴趣，更多地注意人们在做些什么而不是他们有何感觉和想法
灵活性 （Fx）	28	表明个人思想和社会行为的灵活性和适应方式	高分表示：灵活，不拘社会习俗，喜欢纷繁多变的事物，容易对日常生活和每日例行的经历感到厌倦，可能不耐烦甚至反复无常，注重个人享受和消遣，敢于冒险，愤世嫉俗，喜挖苦讽刺 低分表示：缺乏变通性，喜欢过一种平静安稳和有规律的生活，过度依从权威、习俗和传统，可能有些固执、迂腐甚至僵化

分测验	题量	作用	分数含义
女性化/男性化（F/M）	31	测量兴趣的男性化和女性化程度	高分表示：富有同情心，乐于助人，有鉴赏能力和忍耐性，尊重他人，对批评敏感，倾向于从个人观点解释事物，常感到易受责难 低分表示：果断，有实干精神和首创性，不易屈服，冷静，不易动感情
内向—外向（V.1）	34	测量内外向程度	高分表示：沉默寡言，害羞，保守，温和，谦逊 低分表示：开朗，自信，健谈，坦然自若，有社交风度
常规趋向—常规异向（V.2）	33	测量社会价值内化的程度	高分表示：有条不紊，小心谨慎，遵守规范，忠实可靠，自制力强 低分表示：桀骜不驯，不能安分守己，贪图个人享乐，随心所欲
自我实现（V.3）	57	测量自我实现水平和个人整合感	高分表示：温和，成熟，有自知之明，乐观，兴趣广泛，神经症倾向和冲突相对较少，感到自己有能力并能应付生活中的紧张刺激，能够达到自己的志向 低分表示：缺乏自我确定感，不满情绪较多，对变化不定和复杂纷繁的事物感到无所适从，感到自己缺乏决心和毅力，容易在生活中受到打击，难以达到自己的目的和实现自己的志向

　　其中最后三个量表是根据因素分析而确定的，类似于16PF中的次级因素，被称为结构量表。

　　（3）施测程序。该测验适用于14~55岁的人群，被试只需具备小学以上文化程度。

　　1）分发问卷和答卷纸，要求填写一般信息。然后回答问卷上的问题，要求逐题进行，按"是"或"否"来选择回答。

　　2）测验时间在1~2小时，做完后用23张套板逐项评分，算出各分量表的原始分。

　　3）把测验结果绘制成剖面图，以此确定被试的人格特征。

　　4）根据V.1、V.2和V.3的分数来确定人格类型。将这三个结构量表作为三个维度可组合成一个立体模式，即以V.1为横轴，V.2为纵轴，两轴相交划分出四个象限或亚型，第一亚型（Alpha型）为V.1低分（外向）和V.2高分（常规趋向）；第二亚型（Beta型）为V.1高分（内向）和V.2高分（常规趋向）；第三亚型（Gamma型）为V.1低分（外向）和V.2低分（常规异向）；第四亚型（Delta型）为V.1高分（内向）和

V.2 低分（常规异向）。然后把每一种亚型按照 V.3 的水平作高、中、低的划分，也就是说，四种亚型中的任何一种都可以表现出由最高至最低的自我实现水平。

5）有三个量表的分数亦可以作为效度量表来用，即适意感、好印象和同众性三个量表的分数。适意感的分数过低（T 分在 30 以下）则表示被试有故意装坏的倾向；好印象的分数特高（T 分在 70 以上）表示被试竭力想给人留下一个好的印象，有故意装好的倾向；同众性的特低分（T 分在 30 以下）提示被试不认真回答。有这三种分数的情况可以判为废卷，对其人格不予评价。

6）对测验结果的解释有赖于主试的经验。但测验的编制者提供的一些解释原则可以参考：第一，注意整个剖面图的高度。如果几乎所有的分数都超过平均标准分数（T = 50），可能表示该被试是一个在社交和智力两方面功能都很好的人；相反，如果多数分数都低于平均分数，则该被试很可能在人际关系适应上存在困难。第二，注意得分最高的量表和得分最低的量表。分数越极端，高分和低分特征就越明显。此外，还须注意量表的交互作用。当两组以上的极端分数所描述的行为是很类似时，则它们越可能相互强化；如果这些行为是相反的或对立的，则它们可能会相互中和。第三，注意剖面图的独特性。对少见的高分或低分的组合，某些不平常的偏离常模的现象，某个量表格外突出等的解释要格外谨慎。因为这些变异中有些可能与相应的量表解释不符。

四、投射性人格测验

投射一词在心理学中是指个体把自己的思想、态度、愿望、情绪、性格等人格特征不自觉地反映于外界事物或他人身上的一种心理作用。由于投射的作用，人们常常把无生命的事物看作是有生命的，把无意义的现象解释成有意义的。在这种情况下，个人对客体特征的投射性解释所反映的不是客体本身的性质，而是解释者自己的心理特征。那么分析他们的解释就可以知道他们的人格特征。

尽管早在 1921 年瑞士精神病学家罗夏就已编制了罗夏墨迹图这样一种投射测验，但最早提出投射这一概念的是美国心理学家莫瑞（H. A. Murray）（1938 年），而用投射方法来测量人格是弗兰克（L. Frank）首先倡导使用的（1939 年）。弗兰克认为投射技术能够唤醒人们内心世界或人格特征的不同表现形式，从而在测验项目的反应中投射出他们内在的需要和愿望。弗兰克是反对标准化测验的，他认为标准化测验虽然能将人归为某种类型，但是并不能告诉研究者更多有关个体本身更有意义的信息。

投射测验的基本假设是：人们对外界刺激的反应都是有原因且可以预测的，而不是偶然发生的，个人的反应固然取决于当时的刺激和情境，但个人当时的心理状况、既有经验、对未来的企望都会对当时的知觉与反应的性质和方向产生很大的作用。人格结构的大部分都处于潜意识中，个人无法凭意识说明自己，而当个人面对一种不明的刺激情境时，却常可以使隐藏在潜意识中的欲望、需求、动机冲突等泄露出来，即把一个反映其人格特点的结构加到刺激上。

投射量表是无结构的测验，被试的回答完全是任意和自由的。另外，他们也不知道自己在接受什么测验，所以结果一般比较真实。这种方法是把一些模棱两可或意义模糊的刺激提供给被试，让他在不受限制的情况下，自由地表现他的反应，使其不知不觉中表露出人格特点，即在没有控制的情况下个人内在因素通过某些刺激投射出来。

投射量表的最大特点是刺激本身没有什么意义，而被试对这种刺激的反应完全是由他的人格所决定，所以刺激本身并不重要，它好像是一张银幕，被试把他的人格特点投射到银幕上，然后由主试来加以分析。被试在对无结构、意义又模糊的刺激进行解释时会无意中塞进他们自己的人格结构，于是便暴露了他们自己的某些东西。

投射量表的原理与精神分析理论有密切联系。在 20 世纪 40—60 年代，精神分析的思想在人格理论和研究中的影响最大，所以在那个年代投射量表增长的数量也最多。精神分析理论强调人格结构中的无意识范畴，认为个人无法凭意识说明自己，因而自陈量表无法有效地了解人格，必须借助于某种无法确定意义的刺激情景为引导，使个体隐藏在潜意识中的欲望、要求、动机冲突等泄露出来，或者说不自觉地投射出来，这种假设正是投射量表的理论基础。

投射测验的原理还与另两种理论有关，一是刺激—反应理论，二是知觉理论。刺激—反应理论假设个体不是被动地接收外界的各项刺激的，而是主动地、有选择地给外界的刺激加上某种意义，而后再对之表现出适当的反应。每个人对外界刺激的反应都是有原因的，是可以预测的，而不是偶然发生的。知觉理论则认为一个人的反应虽然也取决于当时的刺激和情景，但他当时的心理状态、已有的经验、对未来的期望、当时的感觉也对反应发生很大的作用。所以，人们在知觉反应中或多或少都含有投射的作用，表现在当事人经常把自己的情绪投射到外部事物上或是更容易感知到他们准备感知的事物。

投射测验有五大类型。

1. 联想法

给被试一个刺激（词、墨迹等），让他说出由此而联想到的东西。最早用这种方法来研究人格的是精神分析学派的心理学家，他们把此种方法作为研究人格的投射技术，荣格的单词联想法就是一例，荣格认为从反应的有无，反应时间的长短，以及所反应的词就可以分析出压制、情结和其他各种人格隐情的实况。同样是属于精神分析学派的阿德勒也曾修订过《100 词表》。美国哈佛大学高等学院录取考生时有一种测试也用联想的方式，如听到"安全"时立刻想到什么？生平第一次赚钱是什么时候？无所事事时脑子里通常想什么？以此激发潜意识中的直接反应，由此来判断学生有无培养为商业管理人才的潜质。在投射量表中最著名的罗夏墨迹图（Rorschach Ink-Blot Test）也属此类。

（1）测验概况。罗夏是瑞士的精神病医生。他想知道病人在精神障碍时对知觉会产生什么影响。从 1920 年起他用大量的画片来测验病人。后来改用墨迹图（在一张纸的中间滴一滴墨汁，然后将纸对折，用力一压，墨汁便向四面八方流动，形成了一个对称的但形状不定的图形）。罗夏发现不同类型的精神病人对墨迹图的反应是不同的，然后又与艺术家、正常人、低能者的反应作比较，从上千张随机形成的图案中挑选出 10 张作为测验材料，并确定记分方法和解释反应的原则，于 1921 年正式发表。

罗夏测验的 10 张图片中有 5 张是黑白的，3 张是彩色的，还有两张是黑白中加了一些红色，如图 6—15 所示。

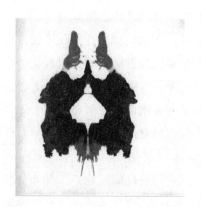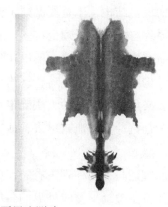

图 6—15　罗夏墨迹测验

罗夏墨迹图发表后被认为是一大创举，被译成许多文字，主要应用于精神医学的临床诊断。因为它不受文化限制，所以也可用来作人格发展和跨文化的研究，有人认为这种测验在研究潜意识方面特别有效。缺点是评分困难，对结果的解释常常是主观的，信度和效度数据都没有。但实际上要采集这方面的数据并非不可能。后来的研究者在进行了这方面的研究后发现，重测和分半确实都不可行，但评分者的一致性还是比较高的，另外效度方面，在临床上的诊断也具有准确性和预测性。

罗夏墨迹图最早只用于成人，后来有人编制了儿童版。

1970 年之前有关研究罗夏测验的论文已经有 7 000 多篇，论著 29 本，由此可见其影响。

（2）测验的实施及评分原则。测验开始前有一段指导语，并要求被试如实回答。接下来测验分四个阶段实施。

1）第一阶段为自由反应阶段。主试按规定顺序和方位逐一呈现图片，然后问被试

"你看到什么?""这像什么?"或者"这使你想到什么?"主试尽量避免有诱导性的提问,应让被试根据自己想象的内容自由地回答,主试记下被试的每一句话,记下从图片呈现到第一次反应出现之间的时间、每一张图片的反应时间,以及反应之间的停顿,还有被试的情绪表现、附带的动作及其他行为等。因为每个人的人格是不同的,所以对每一幅墨迹有不同的反应。

2)第二阶段为提问阶段。罗夏测验的一个特别技术在于施测时必须对被试的反应做出标记,即用英文字母对各个反应分类,使资料处理简单化。被试的反应被按反应区位、反应的决定因素和反应内容三个维度来进行标记。提问是为了弄清楚被试的反应在这三个维度上的情况,如一个反应是根据图片中哪一部分做出的,是整体还是部分;引起该反应的决定因子是什么,是形状还是颜色,或是其他的因子。通过询问弄清楚被试的意图。在此基础上对资料进行分类。

3)第三阶段是类比阶段。这是对提问阶段尚不能充分了解的问题进行补充了解。如果提问阶段已做出了明确的标记,就不必经过这一阶段了。

4)第四阶段为极限试探阶段。这一阶段主要确定被试是否能从图片中看到某种具体的事物,是否使用了某个反应领域及决定因子。主试在此阶段往往采用构造化的直接提问方式,使那些在前阶段回答含糊的被试能给出充分的信息。当然在前三个阶段记录越丰富,极限试探法的必要性就越小,否则这一阶段就是必需的,因为它对澄清主试的疑问很有效。

评分从4个方面进行。一是定位。看被试对墨迹的哪一部分做出反应,是全体(W),还是大部分(D),还是一部分(Dd),是细节(Do)或是空白处(S)。二是定性。被试做出反应的决定因素是什么?是墨迹的形状(F)还是颜色(C),把图形看成是静的还是动的(M)?三是内容。被试做出反应的内容是什么?他把墨迹看成什么?人物(H)?动物(A)?风景(N)?物体(Obj)?四是独创还是从众。被试的反应与一般人的反应相同还是不同?前三个方面分别统计每一种反应的频率,如做整体反应的次数有多少,部分反应的有多少。根据各种统计的结果来给出解释。

(3)测验结果的解释。这个测验的解释很困难,需要非常训练有素的人才能从事这一工作,评价者需要对以上四类反应的频率、比例和内部相关作深入分析。罗夏曾经在他的著作《心理诊断法》中对如何解释测验结果进行了描述,但测验者不可能完全按图索骥,套用现成的解释。对各个方面的解释可以根据手册进行,但综合的人格评价则需依赖于主试的经验。这也是所有投射测验的特点。

对每一个方面的解释,罗夏给出了一些解释的线索。

1)定位。看被试对图的反应主要是从哪一个部位入手,是整体还是部分,还是其他。

主要的反应类别及解释有以下这些：

①W（整体反应），指被试对整个图做出反应，也就是他所给出的答案涵盖了整个图形。W 的反应频率一般人为 4~7 个，智慧高者 W 也多，但过高和过低的 W 数也反映出一些特殊的特征。

②D（普通大部分反应），被试的反应是根据图形上一些寻常或普通的部分做出的。

一般的人会综合以上两个因素来反应，也就是既有整体也有部分。

③d（普通小部分反应），被试只对图中的很小部分做出反应，即他的答案只涉及图的一小部分。

④Dd（异常部分反应），被试对图的不寻常部分做出反应（如轮廓线、极小部位、内部浓淡部位），Dd 数量多意味有刻板或不依习俗的思维。

⑤Do（小细节），被试把图中的一部分看作人体的一部分。Do 越多表示被试越唠叨。一些智力低下者也有较多的 Do。

⑥S（空白处），被试只对图中空白处做出反应。S 多表示一个人比较执拗或偏执，他们爱争辩，任性，固执，易怒。

2）定性。被试做出反应的主要依据是什么？是图形的形状、颜色、浓淡，还是动作？主要的反应有以下几种：

①F（形状），这是指被试以图形的形状作为做出反应的决定因素，也就是按图形像什么来回答。良好的形状答案（即图看上去很像被试所描述的物体）表示被试的现实性思维，其适应良好，智能效率较高；拙劣的形状答案意味着思维过程的混乱。但 F 的高分也可能反映了被试学究气或中度以上的抑郁。

②M（动作），被试把图形描述为活动的物体，即人或动物的运动，这通常是想象和移情的作用。M 多意味着智能优秀，情感丰富，情绪高涨，尤其在 5M 以上。一般人的 M 在 3~5 个，M 少或没有则意味着人际关系差，思想刻板，心境压抑，特别内向，淡漠，迟钝和智力水平低下。

③C（颜色），被试的反应由色彩所决定。C 是外倾性符号，代表感情作用和内在冲动。C 多显示出较多的冲动行为倾向，C 少则相反。另外，C 往往要与其他指标结合起来进行解释，如与 F 或 M。大多数人主要从形状来反应图形，并辅之以颜色（FC），也有些情绪易变者是以颜色为主，辅之以形状（CF）。FC 多于 CF 表示情绪稳定，适应性强，CF 数量越是接近 FC 表示心境容易变化，情绪不稳定，自我中心。

④K（阴影，浓淡），表示被试的反应是由图中的阴影所导致的印象所决定。K 是一种无形扩散的反应，将图形看作没有形状的雾或霞。K 可看作焦虑的指标，意味着对情爱的欲求不满足，有模糊不清和蔓延浮动的焦虑。

3）反应内容。被试的反应内容是什么，可以从以下几个方面评分：

①H（人），把图形看作是人。一般 3～4 个 H 是适量，太少是缺乏对他人的理解，没有则是缺乏温暖的对人关系。智商高者一般 H 较多。

②A（动物）：把图形看作是某种动物。一般正常人的 A 在 25%～40%，焦虑者偏高，轻躁狂者则低于 10%。所以，A 过低和过高都是社会成熟有问题的指标。

4）独创还是从众。看被试的反应与一般人的反应相同还是不同。

①P（普遍性），多数人共有的反应。

②O（特殊性），比较特殊的反应，可能表示创造性联想，也可能是病态思维。

以上是对几个主要记分维度的介绍。只按某个维度来进行评价会有偏差，所以要综合所有的评分作整体的评价。这是一项比较困难的工作，一般的人很难实施。在这时经验起了很大的作用。

（4）罗夏测验的发展。罗夏测验问世以来人们对它的争议一直不断，但同时人们又对它进行不断完善，所以后来发展起了五大体系。其中贝克（Beck）（1937）的罗夏系统坚持罗夏的传统，把测验看作是一个知觉过程，尽量在经验效标的基础上解释测验的结果。并极力追求心理测量的各种标准化和经验研究的特征。而克洛普弗（Klopfer）则采用弗洛伊德和荣格的理论来解释测验的结果，注重的是被试反映内容里面所包含的象征含义，认为这些内容反映的是潜意识的欲望、冲突和动机等。另外三种体系分别由皮奥特洛夫斯基（Piotrowski）（1957）、赫兹（Hertz）（1934）和拉帕波尔特（Rapaport）等人（1946）提出，这几种体系都介于上述贝克和克洛普弗体系之间。到 20 世纪 50 年代，罗夏测验已成为心理学家热衷于使用的技术，人们为自己能够掌握这个繁杂的技术而自豪。但 20 世纪 60 年代以后对这种技术的崇敬热度开始逐渐降温。

为了发扬光大罗夏测验的昔日雄风和解决它所存在的问题，艾克斯纳（Exner）于 1968 年成立了罗夏基金会（后改为罗夏工作组），开始了大量的临床和实验研究，并在 1974 年创立了"综合系统"（Comprehensive System，CS）。艾克斯纳使罗夏测验成为标准化的心理测验，测验的实施、记分和解释都按照统一的标准进行。艾克斯纳在实证效度研究和元分析的基础上保留了以往罗夏测验中有信度和效度的记分方式，同时也根据实验和临床研究增加了一些"综合系统"独有的记分，最后将记分项目确定为 84 个。"综合系统"对罗夏测验的解释也是严格参照常模进行。解释时，首先是将各个记分与常模对照，得出初步的结论，然后将所有记分的信息整合起来，形成所谓的结构化总结（structural summary）。"综合系统"的创立使日渐被冷落的罗夏测验研究重新活跃了起来。据 1995 年一项对美国 400 多位临床心理学家进行的调查，结果显示被调查者中有 82% 的人经常性使用罗夏测验，其使用频率仅次于韦克斯勒成人智力测验、明尼苏达多相人格问卷和句子完成测验，名列第四位。在 1974 至 1994 年间，有关的学术论文每年发表多达 96 篇，仅次于明尼苏达多相人格问卷。

（5）对罗夏测验的评价。从罗夏测验问世以来人们就一直对它争议不断。首先，它的记分和解释具有很大的主观性，不同的主试、不同的计分方法有不同的解释。其次，罗夏测验到底能够在多大的程度上测出一个人的人格，这是一直有争论的问题，这主要涉及罗夏测验的信度和效度。投射测验一般都很难获得信效度资料，对于像罗夏这类测验就更困难，因为它的测验图片之间有很大的差异性，因此采用分半信度检验根本不可能，另外用重测法也不适宜，因为如测验时间间隔太短，就不能排除记忆、经验和其他因素的影响；而间隔时间太长，人的人格、情绪、动机可能发生较大程度的改变。但据研究，对罗夏测验采用评分者的一致性作为信度指标比较合适，而且根据已有的研究，这一信度系数还是不错。当然也有人提出，传统的信度检验方法是否适合投射测验还是个疑问。从效度来看，罗夏测验具有较高的临床诊断的准确性和预测性。用它对自杀、抑郁、精神分裂症、警觉过度、强迫风格、应对欠缺等异常心理作预测的准确性在 80% 以上。另外，它的结果与明尼苏达多相人格问卷的测验结果比较接近。但持反对意见的也大有人在。所以，美国《心理评估》杂志在 1999 年曾组织了一个专栏，让罗夏测验的支持者和批评者以实证研究为基础对测验的临床方面的效度展开讨论。结果双方都拿出了确凿的证据，最后谁也没有能说服对方。

2. 构造法

要被试根据他所看到的图画编造一套含有过去、现在、将来等发展过程的故事。看图编故事固然会受到图画内容的影响，但需要想象的部分，或被试自己增加进去的内容能够折射出他们的人格特点或内心的需要和矛盾冲突。这一类测验中比较著名的有莫瑞的主题统觉测验（Thematic Apperception Test，TAT）。

（1）测验概况。主题统觉测验是由美国心理学家莫瑞（Murray）和摩根（Morgen）等人于 1938 年所创。这是一种与罗夏墨迹图齐名的著名人格投射量表。用莫瑞的话来说，主题统觉测验是一种窥探一些主要的动机、情绪、情结、情操和人格矛盾的方法。其特殊的价值在于它展示了潜在的被抑制的倾向，这种倾向个体或患者不愿意承认，或是因为未意识到而不能承认。

现在普遍使用的是该测验 1943 年的修订版，全套测验有 30 张人物和风景的黑白图片及一张空白卡片，如图 6—16 所示。图片上的形象有些抽象、模糊、阴暗，有些比较明显或有结构。要求被试对这些图片编制故事。主题统觉测验的基本假设就是：个人面对图画情景所编造的故事与其生活经验有密切的关系。故事内容有一部分固然受当时知觉的影响，但其想象部分却包含着个人有意识的与潜意识的反应。也就是说被试在编故事时常常会不自觉地把隐藏在内心的冲突和欲望穿插在故事情节中，借故事中人物的行为宣泄出来，即把个人的心理历程投射到故事之中，如果对被试的故事加以分析便可了解到个人心理的需求。莫瑞认为，"当一个人解释一种含糊不清的社会情境时，他就易于表露自己的人格"。

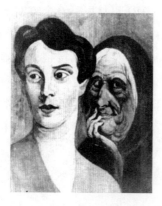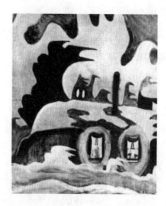

图6—16 主题统觉测验

主题统觉测验的图片分为四套，分别仅适用于某一性别和某一年龄。所以，测验时把被试分成四组。每组用 20 张图片（包括那张空白卡片）。其中有些图片是各组共用的。测验分两次进行，每次用 10 张图片。第一次约需 1 小时，第二次要间隔一天或更多的时间。测验时每次给被试看一张图片，要他根据图画的内容为主题，凭个人的想象自由地编造一个故事，要求说出图画所描绘的是什么，图画情景发生的前因后果是什么，图画中的人物有什么情感和思想，发展下去可能会发生什么结果。至于那张空白卡片则要被试想象卡片上有一幅什么图画，并且将这一幅图加以描述，然后根据这一想象之图也编造故事。所编的故事越生动越戏剧性越好。测验后主试要与被试交谈一次，以求深入了解和澄清故事的内容。

主题统觉测验一般是个别实施，由主试记录。有时也可团体测试，要被试把故事写下来。一般情况下被试需要 90～120 分钟的时间做完全部测验，每张图片讲一个 300 字左右的故事。有时也可根据被试的情况只选做 10～12 张，这是用来探询被试在某方面的情况，如探索对父母的态度，了解家庭关系等，这时就选用相关的图片来进行测试。

（2）测验的实施和评分原则。该测验在实施时要求让被试坐在舒适的椅子上或躺在长沙发上，最好背对着主试（儿童和精神病患者除外）。然后主试缓慢地将指导语读给被试听。"这是一个想象力的测验，是测验你的智力的一种形式。我将向你呈现一些图片，每张都让你看一会儿。你的任务是对每张图片尽你所能编一个富于戏剧性的故事，说明什么导致了图片上所呈现的事情，此时正在发生什么，其中的人物正在想写什么，感觉到什么，结果怎么样。明白了吗?"接着开始测验，呈现第一张图片。一般是 5 分钟编制一个故事。

当一个故事讲完后如遇到以下几种情况需立即询问：故事中概念不明确、用词意义不明确、故事意义不清楚。

主题统觉测验的结果解释比较复杂。莫瑞认为可以从以下 6 个方面来分析。

1）主角本身——被试认为代表他自己的角色，是领袖、隐士、优越者和罪犯等。

2）主角的动机和情绪——在分析时要注意主角的行为，特别是非常行为。被试提到的次数多就是强烈的表示。

3）主角的环境力量——主角的环境力量特别是人事的力量，有时图画中没有的人物，是被试自己杜撰出来的，这些作用对主角所产生的影响力量如何（分 5 个等级，按强度）。

4）结果——主角本身的力量和环境力量的对比，经历了多少困难和挫折？结果是成功的还是失败的？快乐的还是不快乐的？

5）主题——主题是前面四种分析的综合。主角的需要和环境力量相互作用的结果，是成功还是失败，这是简单主题；许多情况联合成一串的情形出现就是复杂主题。从中分析被试最严重最普遍的难题是来自环境的压力，还是来自自身的需要。

6）兴趣和情操——看看被试把图片中的人物比喻成谁，如将老年妇女比喻成母亲，老年男子比喻成父亲，在角色表现上，把人物表现成正面人物还是反面人物。

主题统觉测验的理论基础是莫瑞自己提出的需要—压力理论。他认为，人们有各种需要，满足需要会遇到各种环境的压力。如何来解决这些矛盾，便形成了个人的人格特点。他所编制的主题统觉测验就是用来揭示这些需要、压力和解决矛盾方法的手段。他提出了许多种需要和压力的类型，如有成就需要、加入需要和占有需要，成就压力、加入压力和占有压力等。

主题统觉测验能区分一些异常被试，如精神分裂症和神经官能症病人对图片的异常反应比正常人多得多，如奇异的主题，不正常的情绪反应，较差的故事结构，内容支离破碎等。具有攻击性的青少年及青少年罪犯讲的故事有较多的攻击内容，而且就是对那毫无攻击情境的图片也会产生攻击性的内容。情绪不稳定的被试对图片会有过分的情绪反应，如解释、批判、充满情感的描述、任意编造故事内容，他们过于重视故事的情感、哭泣、因情感而中断故事等。抑郁者在讲故事时表现出抑郁，通常他们会表现出观念性活动受阻，即故事不是讲得很顺畅，大多数时候要询问才能了解其故事的内容。他们的故事往往很简短，有时甚至只有个别单词。有强迫行为者在描述图时很详细，详细得出奇甚至古怪。在将图画的某一部分或某一方面进行分割时非常刻板。而强迫观念者过于智力化，在意识中出现过多的可能解释、怀疑、卖弄学问、往往限于故事叙述。而具有偏执性格的人见到的主题常是猜疑、特务、偷偷摸摸和从背后袭击。

主题统觉测验不仅可以在临床上使用，而且在发展心理学方面和跨文化研究领域也能广泛使用。

美国贝拉克（Bellak）等人还编制了儿童统觉测验，用以分析儿童对父母的态度、竞争性、攻击性、清洁卫生训练等。它分成人物版和动物版两种，每种版本各有 10 张图片。适用于 3~10 岁的儿童。图片中的主题都涉及心理动力观点的冲突、挫折、创伤和心理性发展阶段的情况。动物版比较适用于 10 岁以内的儿童，因为儿童更容易把自己与动物认同，动物受文化影响少，在性别、年龄上比人形图也"少一些结构化"。但 10 岁以上的儿童觉得动物图太幼稚了，所以对他们用人物版更合适。

3. 完成法

提供一些不完整的句子、故事或辩论等材料，要被试自由补充，使之完成。如萨克斯（Sacks）编制的"语句完成测验"（SSCT）。它共有 60 题，依照性质分为家庭、性、人际关系、自我观念四类。每个句子只有前面一半，要被试自己接着写下面一半，如"我觉得我父亲很少……""我认为婚姻生活……""我的朋友不知道我在怕……"等。这类测验一般没有时间限制，通常需要半小时左右，可以个别测试也可团体测试。这种测验也可以是未完成的图画，让被试把它画完整。

4. 排选法

要被试根据某一准则（如意义、道德观、重要性原则等）来选择项目，或作各种排列。

5. 表露法

使被试利用某种媒介（绘画、游戏、心理剧等）自由表露他的心理状态，如画人测验。主试根据被试所画的人来加以评分，如有的人认为把头部画得很大，代表智慧和权威，把人画在纸的下方表示被试具有抑郁的性格，把人画在纸的左边表示被试是自我中心等。这类测验信效度一般都不高，要训练有素的心理学家和医生才能从事。

另外一种表露法是画树测验。它是瑞士心理学家卡尔可契所创。让被试任意画一棵树，然后与 20 种标准树相对照，就能发现被试的人格特征，比如树有根表示被试稳重，不投机，不做轻率之举。没有根而且没有横线表示地面，表示缺乏自觉，行动没有规律。树画在小山上表示被试喜欢独往独来，人际关系不良。树干左边有阴影表示内向，拘谨，右边有阴影表示外向，喜欢与人交往。树上有果实表示被试善于观察，追求物质享受。树叶或果实落在地上表示被试敏感，理解力强，但缺乏毅力，有宿命论思想。树干短、树冠大表示富有雄心，有要求赞许之欲望，骄傲等。根据一位中国教授的试用，发现画树的特征所显示的人格与被试自评结果完全一致的占44%，部分符合的占41%，完全不符合的仅占15%。

现在还有一种画房、树、人的测验，要求被试在纸上画上述三样东西，据此来分析他的人格、对待家庭和亲人的态度、对待自我成长的看法及目前的心理状态。

绘画测验主要从画面大小、画面位置，用笔力度，线条特征，颜色等方面入手进行一般性的分析。而特定的绘画测验又有自己独特的分析技巧，如画人测验对身体各部分的分析等。

与自陈测验相比，投射量表的优点是测验不受题目的限制，被试可以自由回答，因此能够测到题目以外的心理因素，它可以对人格做综合的和深层的探索。它能够提供其他人格测验得不到的人格线索，而且投射量表本身不表示任何目的，被试不会有意防范而做出虚假反应。

它的缺点是评分缺乏客观标准，难以量化。大部分投射量表都没有常模，测验结果不容易解释，信效度不易建立，测验的原理深奥，主试要经过专门的训练，而且要有一定的实际经验。

尽管投射测验有许多不足，但在临床诊断上它仍是一种非常受欢迎的测量方法。心理学家也在不断努力克服投射测验的不足之处，比如目前人们正在测验结果的量化和主试训练方面进行探索，以求能使投射量表比较容易地开展。

学习单元3　心理健康测验

随着科学和社会的进步，生理健康在医学、生物学等学科日新月异的发展下有了很大的改观，而人们的心理健康却由于社会进步带来的压力正在受到巨大的冲击，因而心理健康越来越引起人们的重视。

虽然心理健康一词目前还没有代表性的定义，但一般认为，可以分为广义和狭义的解释。狭义和消极的解释是指人们心理上不存在病态或不适应社会的行为。广义和积极的解释是指心理健康的保持和增进，具体包含三个方面：第一，心理健康是一门学科或理论体系，研究公共卫生的原理运用、心理健康的维护、知识推广和疾病的预防；第二，心理健康是泛指身心健康状态，以往一提起心理健康，就会联想到"心理不健康"，甚至是"心理疾病"，这是不正确的，心理健康工作已经不再是把有病或是有不良适应行为的人作为对象，而是以一般的、健康的人为对象；第三，心理健康是一种服务工作，心理健康的理论知识必须通过日常生活中的实践，才能达到对心理疾病的预防和健康的增强。以上心理健康广义的三个方面是三位一体的。

严格说来，心理疾病的诊断和治疗工作属于精神医学的领域，并不属于心理健康的范围。但心理健康的测验和测量也能面向正常人，可以对正常人的心理起保健和预防的作用。

一、心理健康的定义和标准

对心理健康目前尚未有国际公认的定义。下面介绍一些国内外的专家学者从不同角度给心理健康下的定义。

1. 心理健康的定义

在 1929 年美国第三次健康会议上，专家们提出，心理健康是指个体的心理功能活动中尚未表露出明显心理障碍时所常见的症状表现。

精神病学家麦宁格（K. Menninger，1945）认为，心理健康是人们与环境相互之间具有最高效率及快乐的适应情况。不只是有效率，也不只是要有满意的感觉，或是愉快地接受生活水平规范，而是三者都应具备。心理健康的人应该能保持平静的情绪，敏锐的智能，适应环境的行为和愉快的气质。

心理学家英格里希（H. B. English）认为，心理健康是一种持续的心理状态，当事人在这种状态下能做出良好的适应，具有生命的活力，而且能充分发展其身心的潜能。这是一种积极的丰富的状态，不只免于心理疾病而已。

《简明不列颠百科全书》指出：心理健康是指个人心理在本身及环境条件许可范围内所能达到的最佳功能状态，但不是十全十美的决定状态。

在 1946 年第三届世界心理健康大会上将心理健康定义为：在身体、智能以及情感上与他人心理不矛盾的范围内，将个人的心境发展到最佳的状态。

社会学家波姆（W. W. Boehm，1955）认为，心理健康就是合乎某一水平的社会行为，一方面能为社会所接受，一方面能为本身带来快乐。

日本学者松田岩男认为，所谓心理健康是指人对内部环境具有安全感，对外部环境能以社会认可的形式适应的一种心理状态。

1978 年，世界卫生组织为人类健康提出了新的定义，认为健康是没有身体疾病、心理障碍，不虚弱和具有良好的人际关系与社会生活适应的能力。

《心理百科全书》（1995 年）对心理健康的定义是：心理健康有两方面含义，第一个方面是心理健康状态，个体处于这种状态时，不仅自我情况良好，而且与社会和谐；第二个方面是指维持心理健康、减少行为问题和精神疾病的原则和措施。

2. 心理健康的标准

心理健康的标准和心理健康的定义一样，迄今仍是有争议的问题，研究者从自己不同的社会文化背景、研究立场、观点和方法，做出不同的表述。

1946 年，第三届国际心理健康大会曾具体指明心理健康的标志是：身体、智力、情绪十分协调；适应环境，人际关系中能彼此谦让；有幸福感；在工作和职业中，能充分发挥自己的能力，过有效的生活。

《简明不列颠百科全书》认为，心理健康的具体标准是：认知过程正常，智力正常；情绪稳定乐观，心情舒畅；意志坚强，做事有目的；人格健全，性格、能力、价值观等正常；养成健康习惯和行为，无不良行为；精力充沛地适应社会，人际关系良好。

美国人格心理学家奥尔波特（G. W. Allport）提出了六条标准：①力争自我的成长；②能客观地看待自己；③人生观的统一；④有与他人建立和睦关系的能力；⑤人生所需要的能力、知识和技能的获得；⑥具有同情心，对生活充满爱。

美国人本主义心理学家马斯洛（A. H. Maslow）和米特尔曼列出心理健康的十条标准：充分的安全感；充分了解自己，并对自己的能力作适当的评估；生活目标能切合实际；与现实环境能保持接触；能保持人格的完整与和谐；具有从经验中学习的能力；能保持良好的人际关系；适度地情绪表达和控制；在集体允许的前提下，有限度的个性发挥；在社会规范允许的前提下，适度地满足个人的基本需要。

美国心理健康协会（NAMA）对心理健康的标准更为全面：经常感到快慰、舒适；不为恐惧、愤怒、爱、嫉妒、罪恶或忧愁等情绪所困扰；坦然面对不如意的事；能以容忍、开放的心胸面对自己、他人，必要时还能自我解嘲；不高估也不低估自己的能力；能接受自己的缺点；保持高度的自尊心；善于处理所面对的各种情境；从生活中吸取乐趣；经常感受人际关系的乐趣；经常关心他人，热爱他人；拥有永久的、良好的友谊；相信别人，喜欢别人，也渴望别人爱自己、信任自己；尊重别人的思想和意见；不强迫别人接受自己的意见；乐于参与各种团体活动；富有高度的责任心；能自己处理所有问题；谋求与环境的良好相处；乐于接受新知识和新观念；充分使用自己的天赋；确立合理的人生目标；自我思考和自我选择；全力投入工作，从而寻求快乐。

除此之外，还有许多学者都提出自己的标准，如马尔普格所认为的六条心理健康标准，台湾学者黄坚厚的四条标准和张春兴认为有六条标准等。研究者在心理健康标准问题上存在分歧，既有客观原因，也有主观原因。

就客观原因而言，衡量心理健康远不如衡量人的生理健康那样可以将各项身体、生理功能指标直接量化，做到客观具体。心理健康与心理不健康是一个连续体的两端，很难清楚地划分出界限。

二、心理健康的评价标准

综合国内外的研究，心理健康的评价标准有 6 种。

1. 统计学的标准

即以统计学正态分布理论为基础，以近于平均值为正常状态，偏离平均值为异常，偏离越远，不健康的程度越厉害。

2. 社会规范标准

这种标准又称为社会协调性标准。它是在价值判断基础上，以个人的心理行为是否符合社会的道德、法律及风俗等规范来划分正常和异常。

3. 主观经验标准

美国心理学家斯考特（Scott，1968）认为，判断一个人是否异常，要看他是否体验到忧郁、不愉快等负性情绪，或是不能自我地控制某些行为，从而寻找帮助；同时，要考虑别人是否认为他不正常。

4. 生活适应标准

美国学者科尔曼（Coleman）认为，一个人心理健康与否，要看他的行为是否与所处环境相协调，或者说他的人际关系是否恰当，他对社会事件和社会关系的态度是否符合社会要求。

5. 心理成熟标准

个体身心两方面成熟和发展相当者是正常的，心理发展水平比同龄人明显低则是异常。

6. 生理学标准

这一标准又称为病因或症状是否存在的标准。德国神经心理学家克雷普林（E. Kraepeline）坚持认为，判断一个人心理是否异常，要看有无导致异常的原因和是否存在异常的症状。

三、心理健康测验的分类

1. 按照评分者性质分类

心理健康测验按照评分者性质可分为自评测验和他评测验。

（1）自评测验是指测验的填表人是评价者本人，评价者可以根据自己的情况对照测验的各项内容做出程度或是频率的判断。心理健康测验中大多是自评测验，主要原因在于心理健康是与个体内心的感受和体验息息相关，本人评价的真实性和准确性更高。如症状自评量表（SCL-90）、对人际信任及人性态度的特定人际信任量表（STITS）等。

（2）他评测验是指测验的填表人是别人担当，一般都是专业人员。如心理咨询师、医生等。专业人员根据自己的观察和向被评价者的询问，对被评者的情况加以评价。如儿童感觉统合能力发展评定量表。在对儿童进行认知和行为评价时，也需要采用他评测验。因为儿童的语言能力尚未发展成熟，对于自己的行为还没有明确的认识，这时就需要由父母或是老师等来对其做他评测验。如阿欣巴赫（Achenbach）儿童行为量表和康纳斯（Conners）儿童行为问卷中的父母问卷等。

2. 按照功能分类

心理健康测验按照功能可以分为特征描述性量表和诊断性量表。

因为心理健康测验是对心理健康状态各个侧面做出评定，所以特征描述性的量表占大多数。比如对负性情绪的评价有贝克（Beck）抑郁问卷、交往忧虑量表（IAS）、孤独分类量表（DLS）等。

心理健康测验是针对心理状态良好或是稍微出现情绪障碍的人，诊断性的量表主要是对这些人的心理特点做出诊断，其使用范围有限。因为如果个体是心理结构或是心理能力的功能有损伤，应该使用临床医学的诊断标准。常见的规范的临床诊断标准有：美国精神病学会1994年提出的"精神障碍与统计手册（第四版）"（DSM-IV）、世界卫生组织1993年提出"国际疾病分类标准（第十版）"（ICD-10）、我国中华神经精神科学会1989年提出"中华精神基本分类方案诊断标准"（CCMD-2）。

3. 按照内容分类

心理健康测验按照内容可以分为全面的心理健康测验量表和分项的测验量表。

（1）心理健康测验的具体内容很多，划分也很细。全面测查心理健康水平的量表有康奈尔医学指数（CMI）、症状自评量表（SCL-90）、自测健康评定量表（SRHMS）、阿欣巴赫儿童行为量表、康纳斯儿童行为问卷等。

（2）分项测验的量表也有很多。有生活质量和幸福感评定量表、家庭功能与家庭关系评定量表、人际关系与人际态度评定量表、抑郁评定量表、焦虑评定量表、孤独评定量表、心理控制源评定量表等不同的类别。

四、著名的心理健康量表

在心理健康的理论研究和临床实践中，需要对社会中的群体或个人的心理现象进行观察，并用数量化的关系对其评价和解释，这就需要使用心理健康测验；人们在日常生活中，因为某些生活事件引起情绪失调或认知偏差时，也需要对自己的心理状态和特质进行测评，这也要使用心理健康测验。

1. 心理健康综合评定量表

（1）症状自评量表（SCL-90）。德罗加蒂斯（Derogatis L. R.）等于1973年编制了症状自评量表（Symptom Checklist 90，SCL-90）的最初版本，并于1975年完成该量表的修订版（SCL-90-R）。该量表包括90个项目，涵盖了比较广泛的精神病症学内容，如思维、情感、行为、人际关系、生活习惯等，并采用9个因子命名。分别为：躯体化、强迫观念和行为、人际敏感、抑郁、焦虑、仇恨、恐怖焦虑、偏执观念、精神质。由于SCL-90能够反映广泛的心理症状和准确地暴露来访者的自觉症状特征等优点，因此迅速在临床心理评估中得到广泛的应用，成为目前临床心理评估最常用的自评量表。

该量表评定时间范围限于"现在"或"最近一周"，每一个项目按0~4分五级评分（也有的按1~5分来评分）。结果分析指标有总分、总均分、阴性项目数、阳性症状均分、因子分等，并可通过因子解剖图分析，使结果描述更为直观和清晰。

SCL-90-R的最终解释也取决于三个量数：总严重指数（GSI），即90项的平均分；阳性症状苦恼指数（PSDI），系每一症状评定1~4级的平均，评定为0的除外；阳性症状总数（PST），系主诉症状数目，即评定为0以上的项目之和。

总分（GSI）是代表回答者心理苦恼水平的最敏感的单一数量化指标，它反映个人经验的苦恼表现数目及苦恼强度；阳性症状苦恼指数（PSDI）是一个纯经验的数量，可提供回答者苦恼的风格信息，即一个人是否倾向于夸大自己苦恼或者是缩小自己的苦恼；阳性症状总数（PST）解释症状数目，有助了解个体的症状范围和布局（个体现在体验）。

（2）阿欣巴赫（Achenbach）儿童行为量表（CBCL）。在众多儿童行为量表中被使用得较多的、内容较全面的是CBCL。它有教师版、家长版和儿童自填版（10岁以上）三套测验，其中家长版使用得最多。三套测验内容大同小异，主要用来筛查4~16岁儿童的社交能力和行为问题。

该量表的信息主要包括以下三个方面：

1）一般信息，即姓名、性别、年龄、种族、父亲职业、母亲职业等。这方面的内容提供参考信息，其中比较重要的是父母职业，因为这最能代表儿童的家庭社会经济情况。

2）社交能力，包括7个方面的内容：参加体育活动的情况，课余爱好，参加集体活动的情况，课余职业或劳动，交友情况，与家人及其他小孩相处的情况，在校学习情况。这7个方面又可归纳为三个因子，即活动能力（参加体育活动的情况、课余爱好、课余职业或劳动），社交情况（参加集体活动的情况、交友情况、与家人及其他小孩相处的情况），学校情况（在校学习情况）。

3）行为问题，有113条行为问题，内容因年龄和性别稍有不同。6~11岁男孩，9种行为问题，包括分裂样、抑郁、交往不良、强迫性、体诉、社交退缩、多动、攻击性、违纪；6~11岁女孩，9种行为问题，包括抑郁、社交退缩、体诉、分裂样强迫性、多动、性问题、违纪、攻击性、残忍；12~16岁男孩，9种行为问题，包括体诉、分裂样、交往不良、不成熟、强迫性、敌意性、违纪、攻击性、多动；12~16岁女孩，8种行为问题，包括焦虑强迫、体诉、分裂样、抑郁退缩、不成熟、违纪、攻击性、残忍。

项目按0、1、2分来评定，各种行为问题因子的分数相加再转化成T分数，即可判断是否存在行为问题，如果低于70均属正常，大于70即可认为可能异常，需要引起重视。

（3）康纳斯（Conners）儿童行为问卷。康纳斯儿童行为问卷应用至今已有较长的历史，是筛查儿童行为问题（特别是多动症）用得最广泛的量表。它分为两种问卷，即父母问卷、教师问卷。

父母问卷有48条，采用4级记分（0、1、2、3），归纳为六个因子，反映儿童基本常见的行为问题（品行、学习、身心障碍、冲动—多动、焦虑、多动指数）。

教师问卷在1978年进行修改后为28条，也是采用4级记分，归纳为四个因子，反映儿童在学校中常见的问题（品行、多动、不注意—被动、多动指数）。教师问卷比父母问卷要使用得广泛。

2. 抑郁及相关问题评定量表

（1）Beck抑郁问卷（Beck Depression Inventory，BDI）。该问卷有21个条目，每个条目代表一个症状类别。这些类别包括：心情、悲观、失败感、不满、罪恶感、惩罚感、自厌、自责、自杀倾向、痛哭、易激惹、社会退缩、犹豫不决、体象歪曲、活动受抑制、睡眠障碍、疲劳、食欲下降、体重减轻、有关躯体的先占观念与性欲减退。整个问卷的目的是评价抑郁的严重程度。

每个类别的症状描述按照严重程度分为四级，按其显示的症状严重程度从无到极重分别给0~3分。其中有的类别，就一种严重程度给出两种不同的描述，权重相同。整个问卷的分数越高，代表抑郁的程度越严重。

BDI是最常用的抑郁自评量表，适用于成年的各个年龄阶段，也有适用于儿童和少年的版本。但在用于老年被试时有些困难，因为在BDI中的躯体状况和体验与老年人由于自身的疾病和衰老相似，所以在判断中会有误诊。

（2）自评抑郁量表和抑郁状态量表（Self-Rating Depression Scale and Depression Status Inventory，SDS和DSI）。SDS是威廉·仲克（William Zung）于1965年编制，为自评量表，用于衡量抑郁状态的程度和在治疗过程中的变化。1972年他又编制了他评问卷DSI，评定时间为最近一周。因为是一个短程的量表和问卷，又不受年龄、性别、经济状况的影响，所以操作简单，使用方便，适用医院里迅速发现抑郁症的病人。

SDS 和 DSI 分别由 20 个陈述句和相应问题项目组成，每一句相对于一个有关症状，按照 1~4 级记分。反映抑郁状态四组特异性的症状：精神性—情感症状，包括抑郁心境和哭泣两条；躯体性症状，包括情绪的日夜差异、睡眠障碍、食欲减退、性欲减退、体重减轻、便秘、心动过速、容易疲劳八条；精神运动障碍，包括精神运动性迟滞和激越两条；抑郁的心理障碍，包括思维混乱、无望感、易激怒、犹豫不决、自我贬低、空虚感、反复思考自杀和不满足八条。

在 SDS 量表的评分中，正性表述的用顺序记分，负性表述的则用反序记分。其中 20 条目中的 10 项是用正性陈述的，其余则都是负性陈述。在 DSI 量表中正性陈述有 8 项，其余均为负性陈述。

SDS 和 DSI 评定的抑郁程度指数计算公式为：

抑郁严重指数＝各条累计分/80（最高总分）

指数范围在 0.25~1.0 之间，指数越高，抑郁程度越重。

3. 焦虑及相关问题评定量表

（1）焦虑自评量表（Self-Rating Anxiety Scale，SAS）。SAS 是由仲克（Zung）于 1971 年编制，从量表的形式到具体的评定方法都和抑郁自评量表相似，也分 20 个项目，4 级记分。主要是评定被试焦虑的主观感受，适应于有焦虑症状的成年人，具有很广泛的适用性。

SAS 的指标是总分，由自评者评定后，将所有项目的得分相加，经过换算（用原始分乘以 1.25 后取整数部分，得到标准分）取得最后的分数。

（2）汉密尔顿焦虑量表（Hamilton Anxiety Scale，HAMA）。该量表是由汉密尔顿（Hamilton）于 1959 年编制，主要用于评定神经症及其他病人的焦虑严重程度，是一种医生用的焦虑量表，也是最经典的焦虑量表。

HAMA 有 14 个项目，5 级记分。评定时由 2 名评定员采用交谈和观察方法联合评价。所有项目都根据病人的口头陈述进行评分，强调病人的主观体验。该量表除了评量各项症状特征外，还可以做因子分析。分为躯体性和精神性两大类因子结构：第一类是躯体焦虑，由肌肉系统症状、感觉系统症状、心血管系统症状、呼吸系统症状、胃肠道症状、生殖泌尿系统症状和植物神经系统症状 7 类组成；第二类是精神性焦虑，由焦虑心境、紧张、害怕、失眠、认知功能、抑郁心境及会谈时的表现 7 类组成。

因子分＝因子各项目的总分/因子结构的项目数

可以通过分析因子的分数来进一步理解病人的具体焦虑特点，因此临床应用性很强，有极高的一致性。

4. 孤独评定量表

（1）UCLA 孤独量表（UCLA loneliness scale）。UCLA 孤独量表是出现最早，使用也最广泛的孤独量表，是由鲁塞尔（Rusell）等人 1980 年编制的一维性量表，主要用于检验被试的人际关系质量。

量表由 20 道题目组成，正述和反述各为 10 题，每题有四级频度评分。因为整个题目中没有使用"孤独"字样，所以能够减少回答者的偏好性。

（2）儿童孤独量表（children's loneliness scale）。该量表主要是评定小学 3~6 年级学生的孤独感和社会不满意程度，共有 24 个项目，其中 16 个项目是测量儿童孤独感、社会适应与不适应感及对自己同伴关系中地位的主观评价。其他 8 个项目是补充内容，询问儿童的课余爱好和活动偏好，为了让儿童在回答孤独问题上更自然放松。

每个项目是五级记分，总分计算是对 16 个有关孤独与社会适应的题目分数做基本叠加，分数高则说明该儿童的孤独和社会不满意的程度强。

5. 应激及相关问题评定量表

因为生活事件对人的身心健康有很重要的影响，所以需要时也可使用"生活事件量表"对各种精神刺激进行定性和定量分析。

（1）生活事件量表（Life Event Scale，LES）。LES 是一个自评量表，包括了我国较为常见的生活事件，涵盖三方面的问题：一是家庭生活（28 条）；二是工作学习方面（13条）；三是社交及其他方面（7 条）。要求被试将某个时间范围内的生活事件记录下来，根据自己的实际感受而不是常理或是道德观念去判断这些事件对本人的影响，如影响程度、影响持续时间等。影响程度按照毫无影响到极度影响分为五级记分，影响持续时间按照 3个月、6 个月、1 年和 1 年以上四级记分。

生活事件刺激量的计算方法为：

某事件刺激量＝该事件影响程度得分×该事件持续时间得分×该事件发生次数

正性事件刺激量＝全部好事刺激量之和

负性事件刺激量＝全部坏事刺激量之和

生活事件总刺激量＝正性事件刺激量+负性事件刺激量

LES 总的得分越高说明个体承受的精神压力越大，容易影响心理健康的可能性就越高。95% 的正常人在一年之内的 LES 得分不会超过 20 分，99% 的人不会超过 32 分。

（2）防御方式问卷（Defense Style Questionnaire，DSQ）。该问卷是由加拿大心理学家邦德（M. Bond）于 1983 年编制的自评问卷。之后在 1986 年和 1989 年做过两次修订。防御方式问卷的目的是研究正常人的心理防卫行为，也可以研究各种精神障碍和躯体疾病患者的防御行为，提供一个连续的社会成熟程度指标。

该问卷共有88个项目，包括了比较广泛的防御行为，从不成熟的到成熟型的，每个项目都采用9级评分（如完全反对、很反对、比较反对、稍微反对、既不反对也不同意、稍微同意、比较同意、很同意、完全同意九个等级）。

DSQ的统计指标有两个，一是因子分及因子平均分。二是各种防御机制得分及平均分。四种因子分别为成熟防御机制、中间型防御机制、不成熟型防御机制和掩饰度。各因子得分是其下面各种防御机制之和。

$$因子的均分=因子分/因子的条目数量$$
$$防御机制均分=防御机制分/防御机制所属条目数量$$

 ## 学习单元4　职业选拔测验

当前的就业制度为求职者提供了多种选择的机会，同时也给求职者提出了严峻的择业挑战。面对职业的双向选择——人择事、事择人，在纷繁芜杂的职业世界里，择业者必须了解自我，然后进行正确的职业选择，最终达到最佳的"人—职匹配"，把握好自己的职业前途。

一、职业兴趣测验

1. 职业兴趣简介

职业兴趣就是对某种职业的爱好。每个人在生命的前三分之一阶段接受教育与培训，目的是为将来的职业工作做准备。人们从青年起踏入社会直至年老退休，整整几十年的时间里都与工作世界发生着联系。因此，要选择一项合适的职业需要全方位地了解自己的兴趣、性格、能力、身体状况以及各种职业的情况和要求。其中，一个人对某种职业的兴趣如何，是职业选择中首先要考虑的因素之一。

一个人如果对某种职业感兴趣，就会对这种职业表现出肯定的态度，在工作中能调动整个心理活动的积极性、开拓进取，有助于事业的成功。反之，如果强迫从事自己没有兴趣的职业，可以说对精力和才能都是一种浪费。

兴趣对一个人未来的职业生涯有着重要影响。兴趣是一个人制定未来目标的重要依据：具有一定兴趣类型的人更倾向于选择与此有关的职业类型；兴趣可以增强一个人对未来职业生涯的适应性；有研究表明，如果一个人从事自己感兴趣的职业，就能发挥其全部才能的 80%～90%，并且能长时间保持高效率而不感到疲劳，反之，则只能发挥全部才能的 20%～30%，而且容易感到疲劳和厌倦；兴趣还能影响一个人的工作满意感和稳定感：从事自己不感兴趣的职业很难让一个人感到满意，由此常常会导致工作的不稳定。

一个人的职业兴趣受到环境的影响，其中家庭是一种主要的环境作用来源。父母职业是孩子最早观察模仿的角色，孩子必然会受到父母职业技能的熏陶，同时，父母的价值观、态度、行为、人际关系等对个人的职业选择也起到直接和间接的深刻影响。因而，我们常常看到艺术世家、教育世家、商贾世家等。社会环境中流行的工作价值观、政治经济形势、产业结构的变动等因素，无疑也会在个人职业选择上留下深深的烙印。"50 年代的兵，70 年代的工人，90 年代的个体户，21 世纪的 IT 业商人"，每年的职业地位排序都对高考志愿的选择和就业选择起到不可估量的影响。不同的社会环境给予个人的职业信息不同，使得社会环境也成为一个人职业选择的重要影响因素之一。

据国外心理学家的研究，职业兴趣也有遗传的影响因素。因为孩子一般都与父母有较高的职业兴趣一致性，而养父母与孩子的职业兴趣相似性就很低。

人出生以后，随着年龄的增长，自我意识不断完善，分析和判断能力不断提高，在探索和实践中逐渐抛弃、选择，职业兴趣也随之变得明朗而坚定。著名职业选择理论家津茨贝格（E. Ginzberg）将职业选择划分为三个阶段：一是想象阶段，一般指 11 岁以前，这个阶段的儿童对将来要从事的职业考虑不受个人能力及现实的限制，而且经常变化，所以他们还没有真正的职业兴趣；二是尝试阶段，即 11～17 岁，这个时期的职业选择主要已经开始受个人兴趣和价值观的影响；三是现实阶段，即 17 岁至成年，这时人们能将主客观因素结合在一起考虑，从而决定自己选择什么职业。一般认为一个人在 15 岁左右开始具有职业兴趣并逐渐趋于稳定，稳定的职业兴趣为测量提供了可能性。

由于早期的职业指导理论主要是帕森斯（F. Parsons）的特质因素论，因此职业测验多偏重于对能力的测量。随着测量实践和研究的发展，心理学家逐渐注意到职业兴趣对职业的成功与否影响很大，并且要做到个人的职业兴趣特点与职业环境所要求的职业兴趣类型相匹配，就要借助于职业兴趣测量。通过测量获取一定的信息，从而使人们在职业生涯的选择中更有信心。

2. 职业兴趣测量的历史与发展

（1）职业兴趣测量简史和概况。职业兴趣测量的研究可以追溯到 20 世纪初。第一次世界大战期间，瑟斯顿（Thurstone）进行了最早的尝试，编制了瑟斯顿职业兴趣调查表（thurstone vocational interest schedule）。但真正系统的兴趣研究是从霍尔和迈纳（S. Hall & J. Miner）开始的，1915 年他们编制了一个兴趣测量问卷，并于 1919 年主持了著名的兴趣测量研究生讨论课，其中一位参与者就是斯特朗（E. K. Strong）。几年以后，斯特朗编制完成了第一个正式的职业兴趣量表——斯特朗职业兴趣量表（Strong Vocational Interest Blank，SVIB，1927），成为职业兴趣测量的创始人。他的做法是先编制涉及各种职业、学校科目、娱乐活动及人的类型的问卷，然后取两组被试，一组是专门从事某种工作的标准职业者，另一组是一般被试，将两组被试反应不同的题目放在一起，构成特定的职业兴趣量表。随后，坎贝尔（D. T. Campbell）对该量表进行修订，增加了基本兴趣量表（BIS）和一般职业主题（GOT），更名为"斯特朗—坎贝尔职业兴趣问卷"（Strong-Campbell Interest Inventory，SCII），并于1974年出版。此后，该测验分别于1981年和1985年两次进行修订并再版。

库德（G. F. Kuder）在20世纪30年代编制了库德个人爱好记录表（Kuder personal preference record），其方法是对一群大学生施测，使用描述各种不同活动的短句，从被试的反应中确定句子的种类，采用"强迫选择"技术记录被试的反应，这种编制方法不需要对照组。1966年，该量表改名为"库德职业兴趣调查表"（Kuder Occupational Interest Survey，KOIS），主要用于检查人们的特定职业兴趣。

从20世纪50年代开始，霍兰德（Holland）进行了职业兴趣测量的类型学研究。他以职业人格理论为依据，先后编制了职业偏好量表（Vocational Preference Inventory，VPI，1953）和自我指导问卷（Self-Directed Search，SDS，1969）两种职业兴趣量表，并提出了"人格—职业匹配"的理论（1970），着重论述兴趣与职业的关系。

（2）职业兴趣测量的新发展。自1965年后，各个职业兴趣测验出现了相互吸收、相互融合的现象：首先是库德（1966）在其职业兴趣量表（KOIS）中引入了斯特朗的一些思想；其次是坎贝尔（D. Campbell）（1968）把库德职业兴趣量表中的同质性量表引入斯特朗—坎贝尔职业兴趣问卷中；最后是越来越多的量表采用霍兰德的6种职业理论作为职业兴趣量表的理论基础。

发展至今，职业兴趣测验已经在教育、培训、人事组织管理等领域有了越来越多的应用。在这个过程中，测验本身也得到了逐步完善。

3. 职业兴趣测验的使用

（1）斯特朗—坎贝尔职业兴趣问卷（Strong-Campbell Interest Inventory，SCII）。职业兴趣问卷用于调查受测者对各种职业的兴趣，以便进行职业指导，斯特朗—坎贝尔职业兴趣问卷是其中影响最为广泛的一种。

斯特朗—坎贝尔职业兴趣问卷的前身是美国心理学家斯特朗（Edward K. Strong）1927年编制的斯特朗职业兴趣量表（Strong Vocational Interest Blank，SVIB）。其方法是先编制涉及各种职业、学校科目、娱乐活动及个体类型的问卷，然后结合评定能力和特征的量表，挑选那些显示特定职业者与一般人之间有显著差异的题目编制成测验。把被试在各方面的喜好分数与某种职业人士的喜好分数相比较，就可以正确测出其职业兴趣。该量表共有 399 个项目，其中男性被试可分作 54 种职业兴趣类型，女性被试可分作 32 种职业兴趣类型。长期信度报告，间隔 20 年的相关系数是 0.75，间隔 35 年以上为 0.55，在预测职业满意度方面非常有效，但没有发现预测职业成功的有效性。

斯特朗职业兴趣量表最初只用于测量男性被试，1933 年，斯特朗才编制了适用于女性被试的量表，并且于 1938 年和 1946 年对两者分别作了修订。自 1927 年出版以来，斯特朗职业兴趣量表经 1938 年、1946 年、1966 年、1969 年、1974 年 5 次修订（后三次为坎贝尔主持修订）。其中，1974 年的修订版是第一个男女性别结合的问卷，更名为斯特朗—坎贝尔职业兴趣问卷（SCII），这标志着斯特朗问卷为男女提供同等职业探索机会作出努力的开端。同时，斯特朗—坎贝尔职业兴趣问卷增加了基本兴趣量表（BIS）和一般职业主题（GOT），分别用于确定具有一定概括性的职业领域和霍兰德的六种职业类型。

斯特朗—坎贝尔职业兴趣问卷 1981 年和 1985 年的修订版本由汉森（Jo-Ida C. Hansen）编制，他主要致力于平衡不同性别的量表。例如，在 1981 年的版本中，汉森增加了 17 个女性职业量表与已有的男性量表相匹配（包括生物学家、人事主管等）和 11 个男性量表与已有的女性量表相匹配（包括艺术老师、航空接待员等）。在 1985 年的版本中，汉森在职业量表中增加了一些无须大学学历的职业类型（如木匠、厨师等），同时还编写了第一个使用说明手册。该修订版本包括 325 个项目，构成一般职业主题、基本兴趣量表、职业量表、特殊量表、管理指标这五类量表，涉及七个部分的职业领域：职业名称、学校课程、活动方式、娱乐方式、交往的人的类型、两种活动间的偏好以及本人特征评价。

斯特朗—坎贝尔职业兴趣问卷 1994 年的最新版本中，汉森等人对问卷的语言进行了一些修改，并新增了一些量表。如研究者增加了 4 个基本兴趣量表和 14 个职业量表以反映当前的职业类型及发展趋势。此外，研究者还增加了一类新的量表——个人风格量表（personal style scales）以衡量受测者的工作风格（善于学习的、有领导力的、富于冒险精神的等）。

1994 版的斯特朗—坎贝尔职业兴趣问卷包括 317 个项目，涉及 8 个方面的内容。

斯特朗—坎贝尔职业兴趣问卷测试过程如下：在被试完成了问卷后，主试先对问卷做大致的浏览，观察反应的情况，比如有无草率行为、是否有反应定式、没有反应的题目数量有多少等。然后对测验结果进行各种处理和组合，用于解释该被试的各种兴趣。

分数的统计从三个层面上进行。

统计基本兴趣分数。这表示被试较强烈和一致的兴趣。一共可以统计出 23 种职业量表的原始分数，然后转换成标准分。

统计一般职业主题。即根据霍兰德的"职业人格"系统分类，把 23 种职业类型归纳为 6 种：现实型职业，研究型职业，艺术型职业，社会型职业，企业型职业，传统型职业。

现实型职业——农业，自然，探险，军事活动，机械活动。

研究型职业——科学，数学，医学科学，医学服务。

艺术型职业——音乐/戏剧，美术，写作。

社会型职业——教学，社会服务，运动，家政，宗教活动。

企业型职业——公共演说，法律/政治，商业，销售，商业管理。

传统型职业——办公室工作。

一般来说，大多数个体都不是某种典型的职业类别，而是几种类型的结合。

对照职业常模。把被试的测验得分与 164 个职业量表标准分对照，然后用语言加以描述（很低，低，中等，高，很高）。

（2）库德职业兴趣调查表（Kuder Occupational Interest Survey，KOIS）。库德（G. F. Kuder）在 20 世纪 30 年代编制库德个人爱好记录表，并于 1966 年加以修订，修订后的量表改名为库德职业兴趣调查表。新修订的量表引进了斯特朗职业兴趣量表的职业量表，增加了大学专业量表。1985 年版又在原来的基础上增加了个人匹配一项。1985 年的库德职业兴趣调查表修订版由 100 组三择一的强迫项目选择模式构成，这些项目构成五个量表。

1）检验量表（verification scale）。该量表中的每个项目由三个选项组成，其中只有一个是大多数人应有的正常反应。目的是保证问卷的有效性，如果出现太多的非正常答案，则测验分数的有效性将受到质疑。

2）职业兴趣评估（Vocational interest estimates）。职业兴趣评估提供了较为宽泛的兴趣领域以对被试的职业兴趣做一个总的了解。职业兴趣评估分为 10 个同质性量表：户外活动、机械、计算、科学、公关、艺术、文学、音乐、社会服务和文书。由计算机记分，以百分位数的等级顺序排列，并标出高、中、低三级职业兴趣领域水平，有男女独立常模。高者为超过 75%，低者为低于 25%，中者居于 25%～75%。齐多夫茨基（Zytowski，1985）提出，这 10 个兴趣领域可以按照霍兰德的六种职业类型理论将相关领域进行合并，如将户外活动与机械领域合并为霍兰德理论里所说的现实性领域，将艺术、音乐、文学领域合并为艺术性领域等。

3）职业量表（occupational scales）。该量表目的在于反映被试的兴趣与某职业团体兴趣的相似性。职业团体选取平均年龄为 45 岁，在各自的领域工作了 3 年以上，并且有很高职业满意度的人群组成。与斯特朗—坎贝尔职业兴趣问卷不同，库德职业兴趣调查表反映的是被试与职业团体在有兴趣和没兴趣的项目上的相似性。被试在每个职业量表上的得分以他的兴趣形态与该职业团体的兴趣形态之间的相关值来表示。在某个量表上的得分小于 0.45，则表明被试对该职业的兴趣最小。

4）大学专业量表（college major scales）。该量表是 20 世纪 60 年代发展出来的一种特殊量表，用以测量被试的学术兴趣，包括 22 个男性大学专业量表和 17 个女性大学专业量表，它对于以往的库德职业兴趣调查来说是一个创新。与职业量表相似，该量表用于考察青少年的兴趣形态与大学不同系别的高年级学生兴趣形态的相似性。

5）实验量表（experimental scales）。包括 8 个量表，为总体效度的评价提供信息。如其中 M 量表和 W 量表用于检测被试对量表的回答态度是否真诚，还用于揭示被试的兴趣与成年男性和女性之间的相似程度。其他的一些量表则用于评价被试兴趣的发展阶段。

库德职业兴趣调查表测试过程如下：把被试的测验分数直接与标准职业和大学专业组的测验成绩比较，与哪一个职业组或大学专业组的分数最接近，说明对该职业专业有兴趣。一般列出 10 种最有兴趣的职业和 10 个最有兴趣的专业。另外，还把被试与这一职业中不同的个人榜样进行匹配，以更深入和更具体地了解个人的职业兴趣。

（3）霍兰德职业偏好量表（Vocational Preference Inventory，VPI）。霍兰德于 20 世纪 50 年代开始了其职业兴趣的测量研究。在 20 世纪 70 年代早期，他提出了关于兴趣和兴趣测量的一些新方法。他认为兴趣是描述人格特质的另一种方法，人格被看成是由兴趣、价值观、需要、技能、信仰、态度和学习风格等组成的。对于职业选择而言，兴趣是"人—职匹配"过程中最重要的人格特质，进而他提出了职业兴趣的人格类型理论。该理论认为，个体对职业的选择受到动机、知识、爱好和自知力等因素的支配，其中一个人之所以选择某种职业领域，基本上是受到兴趣和人格的影响。该理论被认为是最具影响的职业发展理论和职业分类体系之一。以职业人格理论为依据，霍兰德先后编制了职业偏好量表（VPI）和自我指导问卷（SDS）两种职业兴趣量表，并经过多次修订。

霍兰德认为可将职业兴趣划分为六种类型：现实型（realistic）、研究型（investigative）、艺术型（artistic）、社会型（social）、企业型（enterprising）和传统型（conventional），每个人都是这六种类型的不同组合，只是占主导地位的类型不同。霍兰德从人格与环境交互作用的观点出发，进一步将职业环境也划分为六种模式。一个人的职业是否成功，是否稳定，是否顺心如意，在很大程度上取决于其个性类型和工作环境之间的适应情况。当个人的职业兴趣与职业环境特点一致时，会导致令人满意的职业决策、职业投入和职业成就。

霍兰德职业偏好量表由七个部分构成：第一部分是你心目中的理想职业，第二部分是你感兴趣的活动，第三部分是你所擅长或胜任的活动，第四部分是你所喜欢的职业，第五部分是你的能力类型简评，第六部分是统计和确定你的职业倾向，第七部分是职业价值观。其中第二、三、四部分中的每一部分又进一步划分为六种职业类型，每种类型 10 道题。通过在活动兴趣、职业爱好、职业特长以及职业能力等方面的测验，可以对被试上述六种类型组合情况（即对 R、I、A、S、E、C 六个方面）的得分从大到小排序，排在首位的就是被试占主导地位的类型，根据其个性类型去对照职业索引，可以寻找适合被试的职业类型，同时被试根据其职业兴趣代号对照相应的职业表，可以找到相应的职业。

霍兰德的理论使人们对职业兴趣与各种职业之间关系的理解更加容易。自从这种理论提出至今，霍兰德的职业兴趣理论及其拓展已被广泛应用于职业指导、社会科学及商业领域，其影响和作用也日益壮大。

1995 年，凌文辁、方俐洛和白利刚等人以霍兰德职业兴趣理论为依据，结合中国国情和职业分类体系的特点，编制了霍氏中国职业兴趣量表。该量表以大学二、三年级的学生为被试，经因素分析筛选出 138 个项目，其中原霍兰德量表的项目 78 条，新增项目 60 条，组成形式由活动（actives）、潜能（competencies）、职业（occupations）和自我评判（self-estimates）四个量表组成。量表的信度、效度检验结果良好，探索性因素分析表明，该量表由六个因素组成，验证性因素分析也表明，该量表所体现的理论构想形式与霍兰德的六种职业兴趣类型理论构想基本一致。可用于中学生的升学指导、大学生的系科选择以及就业指导，还可用于企业人员招聘和组织的人才选拔。

（4）自我指导问卷（Self-Directed Search，SDS）。自我指导问卷是霍兰德在其职业偏好量表（VPI）的基础上发展而成的。与上面几种量表不同，通过自我指导问卷个体可以进行自我施测和评分，并根据配套的"就业指南"小册子对测验结果进行解释，得到自己的人格类型模式并找到一组与之最适合的职业类型。因此，自我指导问卷是一套自己管理、记分和解释结果的职业咨询工具。

自我指导问卷的量表由四个部分组成。

第一部分，列出自己理想的职业。

第二部分，测查部分。包括四个方面的内容，每个方面有六种类型，每种类型有 38 道题。这四个方面分别是活动、能力、爱好的职业以及自我能力评价。

第三部分，经过测查，可以得到被试在 6 个方面的得分，根据霍兰德六种职业类型理论，按分数由高到低取三个分别对应的字母来表示被试的人格类型模式，也称职业码，如 IRE、AIS 等。

第四部分，根据自己的人格类型模式代码对照"就业指南"，就可以找出适合自己人格特点的一组职业及所要求的教育水平。

自我指导问卷的最大特点就是简单方便、自己操作和解释，就其有效性而言，它有良好的外部效度和信度，因而受到欢迎。此外，自我指导问卷有待利用多种策略（如提高量表的独立性等）进行改进，以便获得更好的同时效度和预测效度，扩大自我指导问卷的应用领域。

1996年，龙立荣、彭平根和郑波对霍兰德1985年版的自我指导问卷进行了修订，并在中学生中进行了适用性验证。修订项目20多个，同时进行了项目分析、信度和效度检验，修订后的量表具有良好的项目特性，同质信度、分半信度均达到一般心理测验要求的标准，结构效度和效标效度也较为理想，可以作为中学生职业指导的选用工具。

二、职业能力测验

1. 职业能力和职业能力倾向概述

能力有两种含义：其一是指个人现在实际"所能为者"，其二是指个人将来"可能为者"。前者指一个人的实际能力（actual ability），后者则是指一个人的潜在能力（potential ability）。能力可以根据不同的标准进行分类，按倾向性来分可分为一般能力倾向（即完成多种活动都必须具备的一般能力，如智力、操作能力、自学能力等）和特殊能力倾向（即为完成某项特殊活动所必须具备的能力，如绘画能力、音乐能力、写作能力等）。能力与活动相联系直接影响人们的活动效率，在职业活动中所必需的能力称为职业能力。

人们的职业能力存在着个体差异。一方面，每个人都有自己的特殊能力，有的人擅长音乐，有的人擅长文字，有的人擅长分析，还有的人擅长操作。每个人的职业能力在发展水平和速度上也不一致，在工作中就会表现出不同的工作效率和成就水平；另一方面，不同职业对从业者的素质要求不一样，在所谓"事择人"的职业中，常常是把个人能力放在首位，如管理者的选拔、工业及军事人员的选拔等。因此，在选择职业的时候必须认清自己的能力，两者之间如果匹配得好，从业者能够充分展现自己的才华，成就一番事业。而要匹配得好，择业者首先需要了解自己的职业能力倾向，这可以借助于能力倾向测验为一个人能力倾向的有无和程度提供指标。

2. 职业能力倾向测验的历史与发展

职业能力倾向测验是能力倾向测验中的一种。对能力倾向的测量最早受到智力多因素理论的启发，把测量个体的某种特殊能力或能力群作为目标。不同的职业所要求的能力或能力群是不同的，能力的不同组合可以得到不同的能力倾向测验，因此能力倾向测验的种类繁多。此外，由于迄今为止对不同职业所要求的能力组合没有明确的界定，故还没有比较成型的能力倾向测量理论，这与兴趣测验的发展状况不同。尽管如此，在升学与就业指导的实践中，能力倾向测验发挥着不可替代的重要作用。

能力倾向测验大体上可以分为两大类，一类是单项能力倾向测验，比如在一战结束时，社会对文书员、技工和机械师的需求巨大，有关文书、心理运动和机械的能力倾向测验应运而生，这些就是单项能力倾向测验，其特点是集中测量某一种能力倾向。另一类是多项能力倾向测验，其特点是能够测量多种能力倾向的组合，或者说是能力群。瑟斯顿通过因素分析，发现了七种主要的心理能力，并在此基础上于 1941 年编制了基本心理能力测验（PMA），这是多项能力倾向测验的雏形，虽然这套测验在当时主要用于对学生学习能力的预测，但其能力组合的内容深深影响了后来用于升学与职业指导的能力倾向测验的发展。

能力倾向测验的研究可以追溯到 20 世纪初。在第一次世界大战期间，美国首先对新兵进行心理测验，以鉴定、选拔和培训士兵、下级军官和飞行员。第二次世界大战期间，为了鉴别合格的兵员，选拔特种兵和下级军官，美国国防部征集了大批心理学家进行陆军普通分类测验，以测量各种能力倾向。在军队里还设立了"人事心理分类委员会"，承担工作分析、标准职务鉴定分类和人员性向测验，建立各种能力与特殊技能的士兵和军官资料库。第二次世界大战后，出现了大量能力倾向测验，主要用于教育和职业两大领域。从 1935 年开始，美国劳工部就业服务局组织了性向测验研究，于 1947 年发表了"一般能力倾向成套测验"（General Aptitude Test Battery，GATB）。通过工作分析和因素分析，得到 15 个分测验，用于测量 10 种相应的能力因素，其中纸笔测验 11 种，操作测验 4 种。这套测验后来被不断地修订与改进，至今仍为许多国家采用或借鉴，一度成为多项能力倾向测验的典范。稍后又诞生了军事职业能力倾向成套测验（ASVAB），该测验测量了 10 种能力倾向，起初用于军事部门的人员选拔与分类，经过多次修订之后，现在还成功地用于全美国高中生和大学低年级学生的升学与就业指导。

3. 职业能力倾向测验简介

职业能力倾向测验（vocational aptitude test）用于测量与职业活动有关的能力倾向，主要用于解释个体适合何种职业、某种职业需要何种能力的人、确定某种人应在哪些方面进行改善和提高。测量的主要能力倾向包括身体运动技能（如握力、听力、视力等）、作业动作技能、智力和性格兴趣等。通过职业能力测验，可以判断一个人具有什么样的职业能力并预测个体从事某种职业成功和适应的可能性。

能力倾向又称为"性向"，职业领域的性向测验可分为一般性向测验和特殊性向测验，也即是一般能力倾向性测验和特殊能力倾向性测验，前者主要用于职业指导和咨询，后者用于人事选拔。

（1）一般能力倾向成套测验（General Aptitude Test Battery，GATB）。该测验自 1947

年发表以来，不断经过修订和改良，其中由美国就业服务局于 1979 年修订的 GABT 包括 12 个分测验（8 个纸笔测验和 4 个操作测验），用于评定 9 种不同的能力因素。日本也前后四次对 GATB 进行修订（前三次修订工作分别于 1952 年、1957 年和 1969 年完成），最新修订的测验（第四版，1983 年）由 15 项分测验构成（包括 11 项纸笔测验和 4 项器具测验），用以测定与美国 GABT 相同的 9 种能力倾向，即：智力（G）、言语能力（V）、数理能力（N）、空间判断能力（S）、形状知觉（P）、书写知觉（Q）、运动协调（K）、手指灵活度（F）和手腕灵巧度（M）。

凌文辁和方俐洛于 1989 年至 1993 年在国外一般能力倾向测验研究的基础上，考虑到中国的文化及社会特点，完成了"一般能力性向测验中国城市版"的研制。戴忠恒根据我国国情于 1989 年至 1992 年以日本厚生劳动省 1983 年修订版为蓝本，对该测验在三个方面做了微小变动，编制了中国试用常模。戴忠恒对 15 个分测验中 4 个可能与文化因素有关的分测验测题做了一点适合中国国情的改动，但这种改动也主要限于用词方面，另外，为了测验更标准化，11 个纸笔分测验的实施"说明"写得比原版更详尽，最后，考虑到我国被试的经济状况，要求被试不要直接在测题上作答，改在答卷上作答，使得测题能够重复使用。职业领域分类和职业能力倾向模式则借用日本 1983 年修订本的标准。

经修订过的 GATB，戴忠恒等发现 15 个分测验的相关矩阵中的相关系数从总体上讲都很低，就其中测量同一种能力倾向的分测验之间的相关系数而言，绝大多数都很低，它们彼此之间是相对独立的，如测量智力（G）的相应分测验 9 与 10、9 与 11、10 与 11 的相关系数分别为 0.1903、0.233、0.2106。此外，根据该测验间隔半月的测量资料（$n = 30$）得到的稳定系数良好，其中言语能力（V）的稳定系数达到 0.84。所取得的效度资料属于结构效度性质，如选用小样本计算 GATB 的智力（G）分数与瑞文测验 IQ 的相容效度系数为 0.567。高中生各分测验的均数都高于初中生的均数，且在 14 个分测验上都达到了显著或非常显著差异水平，这符合学生能力的发展规律。此外，从性别差异分析得知，男生空间判断能力与数理能力高于女生，符合一般研究结果。不足之处是缺乏预测效度的资料。

在完成测验后，根据各分测验的常模表查出与每个分测验原始分等值的量表分，9 种能力倾向的分数则由它们各自对应的分测验的量表分进行累加得到（见表 6—16）。根据得分绘制能力倾向剖面图，在绘制过程中同时可以找出每种能力倾向分数的等级，此等级即为该能力倾向的评价等级。将被试的得分与职业能力倾向模式（Occupational Aptitude Pattern，OAP）相对照（见表 6—17），被试就可以从测验结果中找到能够充分发挥个人能力特性的职业活动领域。

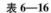

表 6—16　　　　　　　　　9 种能力倾向与测量它们的相应测验

能力倾向	代号	相应的测验	能力分类
智力	G	纸笔 9、10、11	认知
言语能力	V	纸笔 8、10	
数理能力	N	纸笔 7、11	
书写知觉	Q	纸笔 4	知觉
空间判断能力	S	纸笔 6、9	
形状知觉	P	纸笔 3、5	
运动协调	K	纸笔 1、2	运动
手指灵活度	F	器具Ⅲ、Ⅳ	
手腕灵巧度	M	器具Ⅰ、Ⅱ	

表 6—17　　　　　　　　GATB 的职业能力倾向模式分类举例

职业能力倾向模式	职业活动领域
1. G-V-N	人文系统的专业职业
2. G-V-Q	特别需要言语能力的事务职业
3. G-N-S	自然科学系统的专门职业
4. G-N-Q	需要数字能力的一般事务职业
5. G-Q-K	机械事务性职业
6. G-Q-M	机械装置的操纵、运转及警备、保安职业
7. G-Q	需要一般性判断和注意力的职业
8. G-S-P	美术作业的职业
9. N-S-M	设计、制图作业及电气职业
10. Q-P-F	制版、描图的职业
11. Q-P	检查分类职业
12. S-P-F	造型、手指作业的职业
13. S-P-M	造型、手臂作业的职业
14. P-M	手臂作业的职业
15. K-F-M	看视作业、身体性作业的职业

　　总的来说，一般能力倾向成套测验主要为学生的升学指导和职业咨询提供信息，同时为人力资源的合理配置提供了一定的参照依据。

　　（2）其他能力倾向测验

　　1）弗兰那根能力倾向分类测验（Flanagan Aptitude Classification Tests，FACT）。弗兰

那根能力倾向分类测验也是比较有效的一种工业能力倾向成套测验，由 J. C. 弗兰那根根据第二次世界大战中使用的飞行员成套测验（aviation cadet classification battery）编制而成。他通过工作分析发现有 14 种特殊工作技能影响着许多职业的成功，于是设计了包括 14 个分测验的能力倾向测验。被试可以接受全部的分测验的测量，也可以接受其中几种职业所需的因素测验的测量，根据测验结果将几种分测验的分数综合起来，以判断被试所具有的能力适合于从事哪类职业。该测验的信度较高，但效度资料不足。台湾孙敬婉主持了对该测验的修订工作，其修订的测验资料表明，同时效度为 0.236~0.471，内在一致性系数在 0.38~0.98，均非常显著。

2）军事能力倾向成套测验（Armed Services Vocational Aptitude Battery，ASVAB）。军事能力倾向成套测验是继陆军甲种测验和陆军乙种测验之后由各个军种联合发展出来以供所有军种使用的综合选拔与分类测验。测量内容包括 10 个分测验，分别评价被试的 10 类能力倾向：一般科学（指物理、生物科学知识）、算术推理、字词知识、短文理解、数学知识、编码速度、自动化及工厂知识、数字运算、机械理解和电子知识。该测验中的四个分测验组成了目前陆军资格测验，用作所有军种都共有的能力倾向测验。另外，各军种还可以根据适合其特殊人员分类需要的能力倾向组合来选取各自适宜的分测验，如军事文书与行政职业专长的能力倾向组合、电子修理与通信职业专长的能力倾向组合等。该测验的信度符合严格的心理测量学标准，其中个别分测验的库德—理查逊信度系数集中在 0.80 附近，能力倾向组合的库德—理查逊信度系数集中在 0.90 附近，它在各种适当效标上的预测效度也相当显著。

目前，大多数国家在选拔飞行员时都要对其进行心理测试。一般而言，培养一名飞行员的费用相当于和一个人的体重差不多的黄金。未经测评的飞行员合格率不足 1/3，有的甚至不足 1/5，而在测评选拔之后的合格率能达 2/3 或更高。如此，每培养 45 名合格的飞行员就可节省相当于 1 吨的黄金。

3）行政职业能力测验（Administrative Aptitude Test，AAT）。行政职业能力测验是专门用于测查与行政职业成功有关的一系列心理潜能的标准化测验。是为了适应我国公务员制度建立的需要，由人事部考试录用司组织有关专家编制，主要用于国家行政机关招考非行政领导职务的工作人员。测验的内容包括数量关系、判断推理、常识判断、言语理解与表达、资料分析五大部分，题型以文字、图形、数表三种形式出现，要求受测者在 120 分钟内答完 130~140 道试题。

4）特殊能力倾向测验。心理测验在职业决策中的用途主要有两方面：人事挑选和职业咨询。用于咨询的心理测验主要有能力倾向测验和兴趣测验，其着眼点是个人，目的是为一个人找到适合于他的工作。而用于人才选拔的心理测验主要是特殊能力倾向测验，其着眼点是工作，即找到合适的人担任某一工作。

特殊能力倾向测验是为了鉴别个体在某一方面是否具有特殊的潜能。最早出现的是机械能力倾向测验，随后出现了文书、音乐及艺术能力倾向测验，同时视力、听力、运动灵敏度方面的测验也广泛运用于工业、军事的人事选拔与分类上。常见的有美国计算机临床模拟测验（CST测验）、明尼苏达办事员能力测验、运动技能倾向测验等。

实践证明，一个人从事的工作对个人不合适，工作要求与个人的能力特点不适应，会导致其在工作中产生不愉快和不满足，而这些消极情绪又反过来影响工作本身。但是，这种情况的很大一部分是可以避免的，只要使用适当的挑选技术就可以使个人的能力和特点与担任的工作相互适应，做到人尽其才。

三、职业人格测验

在职业选拔中对人格的测量也是很常用的做法，因为各行各业对人格有独特的要求。如果不具备这些人格特质，那么要想在这个岗位上取得成就也是不可能的。当代对职业的研究发现，16PF人格测试、大五人格测验和加利福尼亚人格调查表等测验都可以在职业选拔时加以采用。

 思考题

1. 论述各种智力理论的异同，并提出自己的看法。

2. 比较传统智力理论和现代智力理论的不同特点。

3. 简述智龄和智商的相同和不同点。

4. 影响智力发展的因素有哪些？

5. 论述韦克斯勒智力测验的特点和其对智力测验的贡献，并对此加以评价。

6. 适应性行为测验的意义是什么？

7. 论述你对智力测验的看法。

8. 智力能否培养和训练？

9. 简述人格测验的优点和局限性。

10. 简述卡特尔16PF与其他人格测验的不同点。

11. 简述明尼苏达多相人格问卷的功能与价值。

12. 论述自陈式量表的使用价值、局限性及优点。

13. 论述投射测验的测验原理及对人格测验的合理性。

14. 简述罗夏墨迹图。

15. 论述现有人格测验的长处及弱点。

16. 职业兴趣和职业能力的异同点是什么？

17. 有哪些比较著名的职业兴趣和职业能力测验，它们有什么特点？

18. 心理健康领域有哪些著名的测验？

19. 国内比较常用的心理健康测验有哪些？

20. 你认为心理健康量表适用吗？

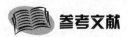 参考文献

1. 珀文. L. A. 人格科学 ［M］. 上海：华东师范大学出版社，2001.

2. 陈家麟. 学校心理健康教育 ［M］. 北京：教育科学出版社，2002.

3. 陈永胜. 引导人生——心理卫生学 ［M］. 济南：山东教育出版社，1991.

4. 陈仲庚，张雨新. 人格心理学 ［M］. 沈阳：辽宁人民出版社，1986.

5. 戴斯，等. 认知过程的评估——智力的 PASS 模型 ［M］. 谭和平，杨艳云，译. 上海：华东师范大学出版社，1999.

6. 戴忠恒. 一般能力倾向成套测验简介及其中国试用常模的修订 ［J］. 心理科学，1994（1）.

7. 董奇. 心理测量——读人的科学 ［M］. 北京：北京师范大学出版社，2000.

8. 樊富民. 心理健康——快乐人生的基石 ［M］. 北京：北京师范大学出版社，1999.

9. 龚耀先. 心理评估 ［M］. 北京：高等教育出版社，2003.

10. 顾海根. 学校心理测量学 ［M］. 南宁：广西教育出版社，1998.

11. 何劲松，花菊香. 精神健康 ［M］. 上海：华东理工大学出版社，2004.

12. Jeffrey, P. P. & Lisa, J. H.. *Essentials of Career Interest Assessment* ［M］. John Wiley & Sons, Inc., 2000.

13. Jerry, M. B.. 人格心理学 ［M］. 陈会昌等，译. 北京：中国轻工业出版社，2004.

14. 吉尔伯特·萨克斯. 教育和心理的测量与评价原理 ［M］. 南京：江苏教育出版社，2002.

15. 金瑜. 心理测量 ［M］. 上海：华东师范大学出版社，2001.

16. Kevin, R. M. & Charles, O. D.. *Psychological Testing Principles and Applications* ［M］. Prentice Hall, Inc., 1994.

17. 廖荣利. 心理卫生 ［M］. 台北：台湾千华图书出版事业有限公司，1986.

18. 林崇德，杨治良，黄希庭. 心理学大辞典［M］. 上海：上海教育出版社，2004.

19. 凌文辁，方俐洛. 心理与行为测量［M］. 北京：机械工业出版社，2003.

20. 刘广珠. 职业兴趣的测量与应用［J］. 青岛化工学院学报（社会科学版），2000（2）.

21. 刘视湘，洪炜. 职业兴趣研究的历史与发展趋势［J］. 职业技术教育（教科版），2003（1）.

22. 龙立荣. 介绍国外四个著名的职业兴趣测验［J］. 社会心理研究，1991（3）.

23. 龙立荣. 国外三个职业兴趣测验的发展趋势［J］. 心理科学，1991（6）.

24. 龙立荣. 职业兴趣测验的新发展［J］. 心理学探新，1995（3）.

25. 罗夏. 心理诊断法［M］. 杭州：浙江教育出版社，1997.

26. ［美］Phillip, L. R.. 健康心理学［M］. 胡佩诚等，译. 北京：中国轻工业出版社，2000.

27. 桑标. 当代儿童发展心理学［M］. 上海：上海教育出版社，2003.

28. Schaie, K. W., & Willis, S. L.. 成人发展与老龄化［M］. 乐国安，韩威，周静等，译. 上海：华东师范大学出版社，2003.

29. 斯腾伯格. 超越IQ——人类智力的三元理论［M］. 上海：华东师范大学出版社，2000.

30. 宋杰，朱玉妹. 小儿智能发育检查［M］. 上海：上海科学技术出版社，1987.

31. 王垒. 实用人事测量［M］. 北京：经济科学出版社，2003.

32. 汪向东，王希林，马弘. 心理卫生评定量表手册［M］. 北京：中国心理卫生杂志社，1999.

33. 凯温·墨菲，等. 心理测验——原理和应用［M］. 上海：上海社会科学院出版社，2006.

34. 悉尼·乔拉德，特德·兰兹曼. 健康人格［M］. 刘劲等，译. 北京：华夏出版社，1980.

35. "心理学百科全书"编委会. 心理学百科全书［M］. 杭州：浙江教育出版社，1995.

36. 杨坚，龚耀先. 中国修订加利福尼亚心理调查表（CPI-RC）手册.

37. 杨梅，等. 大学生健康人格塑造［M］. 北京：中国青年出版社，1999.

38. 叶奕乾，何存道，梁宁建. 普通心理学［M］. 上海：华东师范大学出版社，2000.

39. 姚树桥. 心理评估［M］. 北京：人民卫生出版社，2007.

40. 俞文钊. 职业心理与职业指导［M］. 北京：人民教育出版社，1999.

41. 余展飞，杨新发，林香玲. 现代心理卫生科学理论与实践［M］. 北京：世界图书出版社，2000.

42. 张厚粲. 实用心理评估［M］. 北京：中国轻工业出版社，2005.

43. 张小乔. 心理咨询的理论和操作［M］. 北京：中国人民大学出版社，1998.

44. 郑日昌，等. 心理测量学［M］. 北京：人民教育出版社，1999.

45. 朱敬先. 健康心理学［M］. 北京：教育科学出版社，2002.

46. 朱光雪. 量身制定你的未来［M］. 北京：中国商业出版社，2003.

47. 竺培梁. 心理测量——理论与应用［M］. 合肥：中国科学技术大学出版社，2008.